NOTICE

SUR

L'ASILE D'ALIÉNÉS

DE LA CELLETTE

(CORRÈZE)

PAR

LE DOCTEUR F. LONGY

d'Eygurande

TULLE

IMPRIMERIE E. CRAUFFON

1873

NOTICE

SUR

L'ASILE D'ALIÉNÉS DE LA CELLETTE

NOTICE

SUR

L'ASILE D'ALIÉNÉS

DE LA CELLETTE

(CORRÈZE)

PAR

LE DOCTEUR F. LONGY

d'Eygurande

———

Prix : 1 franc.

———

TULLE

IMPRIMERIE D'EUGÈNE CRAUFFON

1873

I

Topographie de la Cellette.

L'asile d'aliénés de la Cellette est situé dans une petite vallée, sur la rive droite du Chavanon. Cette vallée fait partie du territoire de la commune de Monestier-Merlines, canton d'Eygurande, arrondissement d'Ussel (Corrèze).

La Miouzette et la Ramade, qui prennent leur source dans le département de la Creuse, l'une au-dessus de l'étang de Miouze, commune de Saint-Ouradour-de-Chirouze, l'autre au-dessus de l'étang de la Ramade, commune de Flayat, viennent se réunir au pied des rochers de Laroche près-Feyt (Corrèze), pour former le Chavanon. De ce point, la rivière coule du nord au midi dans une gorge profonde et sauvage, elle sert de limite aux départements de la Corrèze et du Puy-de-Dôme, et elle va

se jeter dans la Dordogne, à Marmitou, près de Saint-
Etienne-aux-Clos.

D'après Fodéré, le Chavanon ne prenait autrefois
ce nom qu'à la Cellette même, après s'être réuni à
la Clidane; en effet, il dit dans sa *Narration historique et topographique des couvens de l'ordre de
S. François et monastères Saincte-Claire, érigez en
la province anciennement appellée de Bourgongne, à
présent Sainct-Bonaventure, par le R. P. Jacques
Fodéré. — Lyon, 1619, in-4° :*

« A la teste et poincte dudict pré, qui fait le fond
du vallon (de la Cellette) tombent deux petits tor-
rents de deux vallées de rochers fort estroictes, l'une
du costé du levant, l'autre du septentrion, lesquels
s'unissant au bout dudit pré font une petite rivière
nommée Chavanon, fort fertile en truittes, dont je
fus esbahy y estant un jour pour faire ma visite,
qu'un prestre séculier estant appellé par le P. gardien pour pescher, comme fort practic en cet estat,
se plaignoit qu'il n'en avoit prins que trente en trois
heures. A une lieuë de là, ceste rivière va se fondre
dans la Dordonne, qui se rend en un fleuve qui passe
à Tholouze. »

Le cours du Chavanon et celui de la haute Dordogne, avec leurs gorges taillées presque à pic, tantôt garnies de hêtres, de bouleaux, de chênes, de
pins et de sapins, tantôt hérissées de gros blocs granitiques, qui surplombent la rivière et sont les vieux

témoins des cataclysmes passés, offrent beaucoup
d'analogie avec certains paysages de la chaîne des
Alpes et du Jura. En Suisse, les montagnes s'élèvent
jusqu'aux nues; les vallées sont profondes et sillon-
nées par des fleuves qui se jettent dans des lacs. De
même sur le Chavanon et sur la Dordogne, la colline est abrupte, et les rivières ont comme lieu de
repos leurs gouffres et leurs écluses. Là bas, comme
ici, un sol tourmenté avec une nature spéciale et
pittoresque.

L'asile de la Cellette est à vingt-sept kilomètres
d'Ussel, à neuf kilomètres d'Eygurande (Corrèze) et
à cinq kilomètres de Bourg-Lastic (Puy-de-Dôme).
Que l'on vienne de Tulle ou de Clermont, il faut
d'abord descendre au fond de la gorge du Chavanon
en parcourant la route nationale n° 89. On rencontre au bas de la colline et près du pont un hôtel :
on est alors à deux kilomètres de l'asile.

La route qui y conduit est un chemin vicinal de
petite communication. Elle se détache de la route
nationale n° 89 presque en face de l'hôtel et suit
la rive droite de la rivière. On rencontre, au bout
d'un kilomètre, la forge du Chavanon. Elle livrait
autrefois au commerce de bonne et de belle poterie
de fonte ; mais, depuis quelques années, la fonderie
est déserte par suite de l'éloignement des carrières
de minerai et du prix élevé du transport des matières
premières et des produits.

Un peu plus loin, la gorge se resserre ; d'énormes rochers la surplombent à droite et à gauche : c'est à peine si la rivière et le chemin peuvent se frayer un passage à travers ces masses granitiques. Quelques instants après, on pénètre dans la vallée de la Cellette qui se développe en demi cercle sur la rive droite du Chavanon.

En arrivant, on aperçoit, à droite du chemin, l'emplacement du vieil ermitage, occupé maintenant par la maison et le jardin du médecin en chef, puis, une fertile prairie bordée de peupliers ; au-dessus des jardins en amphithéâtre, les terrasses et les bâtiments de l'asile, adossés à la colline de Lavervialle. A gauche, sont la rivière avec son gouffre de l'Ermitage, le rocher de la Chèvre, la montagne de Tauvert, la gorge et le ruisseau de la Clidane, qui se jette dans le Chavanon en formant une petite île, enfin le plateau de Bialon. Au fond, se trouvent les moulins de l'établissement ; puis la gorge se rétrécit de nouveau brusquement et reprend son aspect sauvage.

II

La fondation de la Collette date du xiie siècle. En
1144, un religieux bénédictin du prieuré de Marsat,
près Riom, revenant de la Palestine, voyageait à
travers les montagnes de l'Auvergne et du Limousin. Peut-être suivait-il l'ancienne voie romaine de
Bordeaux à Lyon, qui franchissait le Chavanon, et
dont une partie de la chaussée existe encore près

d'Eygurande ? il s'égara de son chemin et se trouva par hasard dans une vallée profonde. Après l'avoir contemplée, il reconnut qu'elle était propre à la vie solitaire. Il fit bâtir sur un petit monticule placé au pied du rocher qui limite le nord de la vallée une maison et une chapelle dans le style de celle de Notre-Dame de Nazareth qu'il avait visitée quelque temps avant, lors de son pèlerinage en Terre-Sainte.

La vie austère et les vertus du saint ermite attirèrent bientôt les habitants des pays voisins, qui venaient en foule adresser des vœux, faire des pèlerinages au sanctuaire de la Vierge. Le bon religieux donna à son ermitage le nom de Celle (Cella), ou chambre de Notre-Dame. Depuis cette époque, le monastère a été appelé *hæremitorum Cellæ* ou bien *hæremitorium de Cellà beatæ Mariæ.*

Après sa mort, l'abbé de Mozat, religieux de l'ordre de Cluny, collateur du prieuré de Marsat et de ses dépendances, prit possession de l'ermitage et l'annexa à son abbaye. Chaque année, il envoyait deux ou trois moines chargés de continuer l'œuvre de leur prédécesseur. Mais vint un temps où les religieux dépendant de l'abbaye de Mozat refusèrent d'aller habiter cette solitude, et l'ermitage devint désert. On traita alors avec M. le curé de Monestier (Monestier-Merlines), pour le service de la chapelle et pour les offrandes de piété, qu'il *amodioit,* et dont il donnait une partie, *certum quid,* à l'abbé de Mozat.

Parfois, il venait dire la messe un jour de la semaine, mais le plus souvent la chapelle était fermée, excepté les jours de fête et les dimanches, où M. le curé, retenu dans sa paroisse par les devoirs de son ministère, envoyait son valet pour recevoir les offrandes. Ce système *d'amodiation* dura pendant de longues années, et le pèlerinage de Notre-Dame de la Celle fut peu à peu délaissé, par suite de l'absence de prêtres ; car, au commencement du xv⁰ siècle, la part des offrandes revenant à l'abbaye de Mozat était presque insignifiante.

En 1415, les Anglais qui pillaient et dévastaient encore certaines provinces de la France, surtout celle d'Auvergne, s'emparèrent de la ville de Murat (Cantal). Ils détruisirent le monastère des religieux de Saint-François d'Assise (Cordeliers), et les forcèrent à quitter le pays. L'un d'eux, nommé frère Vincent de *Longueville* ou de *Neufville,* d'après certains manuscrits, partit avec trois religieux. Ils parcoururent les montagnes de l'Auvergne et du Limousin, prêchant dans les paroisses et donnant l'exemple des vertus chrétiennes: L'impression qu'ils produisirent fut telle que nobles, bourgeois et paysans voulurent les garder au milieu d'eux.

Nobles et puissants seigneurs, le comte de Turenne, le vicomte de Ventadour, Bleyvet le Loup, baron de Beauvoir, seigneur de Préchonnet et Jean de Lespinasse, Damoiseau, capitaine de Chalusset, se rendirent auprès de Louis de Banson, abbé de Mozat.

Ils lui exposèrent que l'ermitage de la Celle, abandonné depuis longtemps, tombait en ruines, que la chapelle elle-même était en mauvais état; qu'elle était le plus souvent fermée, excepté les jours de dimanche et de fête, où M. le curé de Monestier envoyait un valet pour recevoir les offrandes, que le pèlerinage n'attirait plus que quelques rares fidèles, ce qui causait aux bons catholiques une véritable désolation. Enfin, que le produit des offrandes envoyées à l'abbaye était de minime valeur. Qu'une bonne occasion se présentait, puisque le frère Vincent de Longueville et ses compagnons, chassés de leur couvent, trouveraient là un asile, qu'ils restaureraient les bâtiments, rendraient au pèlerinage son ancienne splendeur, et continueraient à édifier les populations par leur vie exemplaire et par leurs prédications.

Cédant à ces considérations, l'abbé de Mozat abandonna, par contrat du 9 novembre 1448, à Vincent de Longueville et à ses compagnons l'ermitage de la Celle, pour y bâtir un petit couvent de leur ordre de l'observance, avec église, clocher, dortoir, réfectoire et dépendances nécessaires; de plus, l'usage dans la forêt du Chavanon pour le bois de construction et de chauffage, aux conditions suivantes, que Fodéré traite *d'absurdes :*

1° Le frère Vincent de Longueville et les gardiens futurs du couvent devaient donner chaque année, le jour de Saint-Michel, une livre de cire à l'abbé de Mozat et à ses successeurs ;

2° Toutes les offrandes ou oblations pécuniaires qui seraient données pour messes, pour vœux des pèlerins ou pour toute autre dévotion, appartiendraient à l'abbaye de Mozat ; les frères mineurs ne pouvant même pas en retenir *une seule obole;*

3° Ceux-ci devaient faire construire à leurs frais une petite maison séparée du couvent, avec four et boulangerie, pour servir d'habitation à l'abbé et à ses successeurs, quand ils désireraient venir passer quelques jours dans la vallée de la *Celle;*

4° Si quelque religieux s'écartait de son devoir et causait du scandale, et s'il n'était pas immédiatement puni par ses supérieurs, l'abbé de Mozat se réservait le droit de l'expulser pour toujours du couvent;

5° S'il arrivait qu'on enterrât dans l'église, le cloître ou le cimetière, quelques personnes de quelque qualité ou condition qu'elles fussent, excepté les religieux eux-mêmes, la portion canonique devait être payée au prieur de Marsat, en sa qualité de prieur de l'ermitage de la Celle.

6° *Certaines autres clauses et conditions inciviles, qui seraient trop longues à réciter* (Fodéré).

Le contrat du 9 novembre 1448 fut approuvé par le ministre de la province de Bourgogne, par lettres datées de Charlieu, le 5 décembre 1448, et accepté par les frères de Saint-François, malgré la dureté des conditions imposées. Le grand prieur de Marsat, délégué à cet effet, les mit en possession de l'ermitage la veille de Noël de la même année (24 décembre 1448). Bleyvet le Loup, baron de Beauvoir, seigneur de Préchonnet, accepta pour eux, mais à la condition expresse que le monastère, quoique bâti en Limousin, dépendrait de la province de Bourgogne.

C'est par erreur, que Claude Picquet, dans son ouvrage intitulé : *Provinciæ S. Bonaventuræ seu burgundiæ fratrum minorum régularis observantiæ ac cœnobiorum ejusdem initium, progressus et descriptio.* — *Turnoni*, 1610, — indique l'année 1474 comme date de la prise de possession de l'ermitage de la Celle par les frères mineurs de l'ordre da Saint-François. Le contrat du 9 novembre et les lettres d'approbation du 5 décembre 1448 en sont une preuve certaine ; d'ailleurs, en 1474, le frère Vincent de Longueville était mort. Cet historien n'a dû avoir connaissance que de la bulle du pape Sixte IV, datée du mois de décembre 1474, qui relève les religieux de la Celle de l'excommunication qu'ils avaient encourue.

Grâce aux dons de la noblesse du pays et aux offrandes des fidèles, les constructions commencèrent bientôt et marchèrent rapidement. On bâtit d'abord l'église ; l'ancienne chapelle lui servit de chœur. La nef avait deux chapelles latérales, l'une, à gauche du côté du rocher, dédiée à saint Antoine, l'autre, à droite du côté du pré, dédiée à la sainte Vierge. Le peu de largeur du monticule ne permit pas d'établir un cloître ; on fut même obligé de bâtir en contre-bas le couvent, qui était composé d'un réfectoire, d'une cuisine, d'un four au rez-de-chaussée et d'un dortoir au premier. Les réparations furent faites de telle manière et les offrandes furent si considérables, qu'au lieu d'un simple ermitage on vit s'élever un couvent qui, dès le début, *nourrissait opulemment douze religieux.*

Les deux chapelles latérales furent construites aux frais de deux maisons nobles du pays. Dans celle de gauche, dédiée à saint Antoine, étaient les armes de Ventadour, et dans celle de droite, dédiée à la sainte Vierge, les armes de dame de Villelume, d'Eygurande, de Chavanon et de Barmontel. Ces blasons désignent certainement les familles qui avaient fait édifier les chapelles.

Quelques tombeaux, qui existaient autrefois dans l'église, indiquent aussi les principaux bienfaiteurs du monastère. On remarquait, au-dessous de la lampe, une tombe aux armes de Villelume ; au milieu du chœur, le tombeau d'un chevalier de Latour d'Auvergne, seigneur de Savenne, et, du côté de l'évangile, celui d'un seigneur de Lagarde-Guillotin, de la maison d'Ussel de Châteauvert.

Après vingt-six ans de paix et de tranquillité, grâce à leur exactitude à solder les redevances promises, les religieux furent profondément troublés dans leur conscience. Ils apprirent qu'ils avaient encouru l'excommunication :

1° En acceptant de l'abbé de Mozat des conditions déraisonnables, qui, contre la liberté de leur profession, les avaient rendus tributaires et sujets d'un autre ordre ;

2° En construisant un couvent complet sans l'autorisation du pape, contrairement à une constitution de Boniface VIII, qui excommunie tous ceux qui entreprennent de pareilles choses sans l'expresse licence du Saint-Siége ;

3° Ils étaient tombés dans l'irrégularité pour avoir célébré pendant longtemps la messe, étant en état d'excommunication. Dans leur repentir de cette triple faute, ils eurent recours au pape Sixte IV, et ils en obtinrent une bulle d'absolution datée de Rome le 21 décembre 1474.

L'abbé de Bonnaigue, du diocèse de Limoges, vénérables Jean Jozien et Girard Boviel, chanoines de l'église cathédrale de Clermont, furent chargés d'absoudre les religieux de toutes censures et excommunications, de les relever de toute irrégularité, et de les libérer de toutes redevances envers l'abbé de Mozat.

A cette époque, dame Louise de Rochefort, veuve de noble et puissant seigneur Bleyvet le Loup, baron de Beauvoir, dame de Bricheveto, légua par testament une rente annuelle de cinq livres à l'abbé de Mozat pour l'indemniser de la redevance que lui devait le couvent de la Celle. Elle nomma son exécuteur testamentaire noble Jacques le Loup, baron de Beauvoir, son fils et son héritier. Celui-ci s'empressa d'exécuter les dernières volontés de sa mère, et, par acte du 8 février 1475, il constitua à l'abbaye de Mozat une rente annuelle et perpétuelle de *cinq livres de monnoye courant au pays, desquelles les trois faisaient deux ducats d'or de la chambre.*

Quelques jours avant ce traité, Jean Jozien, chanoine de Clermont, juge et commissaire apostolique, agissant au nom et du consentement de ses deux adjoints, avait absous de toutes censures et dispensé de toute irrégularité les religieux dont les noms suivent : Jacques Lodavie, Pierre Péruset, Jean Bonivet, Jean Dozance, Girard Vallon, Bertrand de Maziac, Antoine de Roches, Claude Rodon, Etienne Vermol, Bernardin de Ysambourg, Guillaume Treigue et Pierre Bodin. Le même jour, par acte du 17 janvier 1475, reçu maître Franchet, notaire royal à Clermont, il leur avait donné en toute franchise le monastère, les jardins, le droit d'usage dans la forêt du Chavanon, et il les avait maintenus sous la juridiction du provincial de Bourgogne, quoique le couvent fût situé dans le diocèse de Limoges.

Le 28 mars 1475, à la requête des religieux qui s'appelaient frères mineurs et faisaient profession d'humilité, le vénérable Jozien déclara, comme marque de possession légale et pour effacer toute trace de dépendance envers l'abbé de Mozat, que le couvent porterait dorénavant le nom de *Celletta*, diminutif de *Cella*, d'où le nom actuel de *Cellette*.

Une contestation s'éleva bientôt entre les deux ministres franciscains d'Aquitaine et de Bourgogne. Chacun d'eux prétendait que le couvent devait dépendre de sa province. Il était bâti sur la limite des deux pays, situé à égale distance du couvent de Clermont (province de Bourgogne) et de celui de Saint-Projet (province d'Aquitaine). Enfin, comme la Cellette avait toujours été habitée par des religieux qui ne reconnaissaient pas la juridiction épiscopale, il n'avait jamais été décidé si elle appartenait au diocèse de Limoges ou à celui de Clermont.

Le ministre d'Aquitaine soutenait que les premiers religieux venaient de Murat, couvent de sa province ; que la Cellette était en Limousin, diocèse de Limoges, où existaient plusieurs autres monastères ; qu'elle devait, par conséquent, dépendre de sa juridiction.

Le ministre de Bourgogne disait, au contraire, que le premier fondateur de l'ermitage était de Marsat, que le collateur avait toujours été l'abbé de Mozat, près Riom, en Auvergne ; que le frère Vincent de Longueville et ses compagnons avaient demandé à son prédécesseur l'autorisation de construire le couvent, ainsi qu'il résultait des lettres datées de Charlieu ; que depuis vingt-six ans les religieux étaient profès de sa province et dépendaient de lui sans aucune réclamation ; que la Cellette appartenait au diocèse de Clermont ; enfin, que Bleyvet le Loup, baron de Beauvoir, stipulant pour les frères mineurs et acceptant l'ermitage en leur nom, avait mis pour condition expresse qu'il dépendrait de la province de Bourgogne.

On eut de nouveau recours au pape Sixte IV, qui, par une bulle du 15 juillet 1475, nomma juges du différend Berard Lezeti, official de Clermont, et Pierre de Mûr, official de Limoges. Les commissaires étaient dans l'indécision, lorsque Jacques le Loup, qui voulait faire sa principale demeure dans sa baronnie de Beauvoir, près de Saint-Pourçain, en Bourbonnais, et qui désirait vivement que la Cellette dépendît de la province de Bourgogne, vint défendre devant eux la cause du ministre de Bourgogne et leur promettre de compléter l'affranchissement du couvent vis-à-vis l'abbaye de Mozat, si la décision était conforme à ses désirs.

Après avoir considéré et pesé les raisons émises de part et d'autres, les juges déclarèrent, par sentence du 31 juillet 1476, que la Cellette continuerait à dépendre de la province de Bourgogne. Jacques le Loup, afin de désintéresser complètement l'abbé de Mozat, lui constitua, par contrat du 9 décembre 1479, une rente annuelle et perpétuelle de 40 sols, qu'il hypothéqua sur sa seigneurie de Gymard, paroisse de Bourg-Lastic.

L'église était consacrée, non pas à saint Michel, comme le dit C. Picquet, mais à saint François d'Assise. La dévotion pour ce saint, comme protecteur des troupeaux, était telle dans les environs, que presque tous les dimanches, excepté en hiver, une foule nombreuse venait invoquer son secours. Le jour de sa fête, on comptait jusqu'à dix mille pèlerins. Les offrandes étaient abondantes. On dédiait toujours au saint les premiers agneaux et les premiers veaux; souvent même, lorsqu'une épizootie sévissait, on donnait la brebis et la vache.

Les religieux avaient acquis une si grande réputation de vertu et de science, que pour désigner un homme remarquable on disait de lui : *Voilà un grand personnage, presque aussi docte que les béats Pères de la Cellette.* Lorsqu'une personne voulait montrer une grande obstination à ne pas croire une chose, elle disait : *Je n'en crois·rien, pas même si les béats Pères de la Cellette le disaient* (Fodéré).

Ce monastère a fourni autrefois des hommes d'un grand mérite. Parmi eux P. F. Didier ou F. Désiré Rabanus, qui fut élu ministre de la province de Bourgogne dans un chapitre tenu en 1526, au couvent de Saint-Bonaventure de Lyon. Il assista en cette qualité à un chapitre général à Assise, où il se fit remarquer entre tous les provinciaux par l'étendue de ses connaissances et l'élévation de son caractère.

Fodéré cite aussi P. F. Oseri. Gardien de la Cellette pendant de longues années, il fit construire quelques bâtiments reconnus nécessaires et maintint d'une main ferme l'intégrité de la règle. Sa vie fut telle, qu'après sa mort il était considéré dans le voisinage comme un saint, ou au moins comme un bienheureux.

« L'on tient pour chose asseurée, et qui a toujours été laissée par tradition des Pères de ce couvent, un faiet remarquable, qui n'est sans miracle ; à sçavoir, qu'une fille gardant des chèvres, au-dessus de l'un des rochers près du couvent, ni ayant entre d'eux qu'une profonde vallée fort estroicte, par laquelle passe l'un des torrens dont nous avons parlé cy-dessus, arrive qu'un loup poursuivant l'une des dites chèvres, ceste fille se print à crier et lamenter. De bon-heur passoit là auprès un des religieux qui venoit de faire la queste au village prochain, qui, entendant ces clameurs, y accourut et trouva que le loup tenoit la chèvre avec les dents et la fille entre ses pattes. Ce bon religieux lui parla comme à une créature raisonnable, disant : *Je te défends, de la part de Dieu, de ne faire aucun mal à ces créatures ;* soudain le loup lasche sa prinse, et se couche au pied de ce bon Père, qui lui dit : *Je te commande de la part du mesme Dieu, de te retirer sans faire aucun mal à ce troupeau d'animaux ;* aussitost le loup se retire au petit pas, et dès la mesme heure on trouva les vestiges d'un pied de chacun de ces quatre, imprimez sur le roc, sçavoir du religieux, de la fille, du loup et de la chèvre, aussi bien formés et imprimés que s'ils avaient esté gravés avec le ciseau et marteau du masson, et n'ont jamais esté effacés depuis, ains y sont encor, et moy-mesme les ay veu par curiosité. » (Fodéré.)

Les empreintes observées par Fodéré en 1617 n'existent plus. L'époque des naïves légendes est passée, on ne raconte plus celle-ci pendant les longues veillées d'hiver ; mais le monticule, qui domine le Chavanon et la Clidane à leur confluent, a conservé le nom de *Rocher de la Chèvre.*

Quoique le couvent fut bâti au milieu des montagnes, dans un lieu désert, loin de toute habitation et sous un climat assez rigoureux, il était considéré autrefois comme un des bons monastères de la province, et douze ou quatorze religieux y vivaient parfaitement. L'église surtout était magnifiquement

pourvue d'ornements très riches, de calices, de ci-
boires, d'encensoirs et d'autres vases en argent.

D'après l'inventaire manuscrit des archives de la
Cellette fait en 1712 par le père Vidal, bachelier en
Sorbonne, sous la direction R. P. Chamalet, gardien
du couvent, le monastère fut pillé et spolié au commencement du xvie siècle. Le père Vidal mentionne,
en effet, l'original d'une bulle de Léon X, adressée
le 16 décembre 1520 à l'official de Clermont et à
celui de Limoges pour fulminer contre ceux qui
avaient enlevé les ornements et l'argenterie de l'é-
glise, avaient soustrait les titres et usurpé les biens du
couvent. En 1562, lors des guerres de religion, tous
les trésors de la Cellette furent confiés à la garde
d'un seigneur voisin et transportés dans son château.
Plus tard on vint les réclamer, mais inutilement :
tout fut perdu.

Cet abus de confiance porta une grave atteinte au
monastère. Il eut le sort des institutions humaines :
après la prospérité vint la décadence. Du temps de
Fodéré, qui écrivait en 1619, il ne comptait plus
que cinq religieux, dont deux prédicateurs. Depuis
cette époque jusqu'à la révolution de 1789, il y eut
peu d'hommes remarquables ; peu de faits importants s'y passèrent ; les uns et les autres sont restés
dans l'oubli. Vers le xviie siècle, le couvent ne pouvant plus recruter de novices, il devint nécessaire
de l'affilier à celui de Brioude, qui, plus florissant,

y envoyait quelques-uns de ses religieux ; aussi, les derniers pères, dont les noms sont parvenus jusqu'à nous, étaient presque tous originaires du Velay.

Voici, du reste, la liste des gardiens de la Cellette depuis 1651 :

1o Mathieu Prestial, docteur en théologie (1651).

2o Thomas Vidal (1662).

3o François Martinet (1667).

4o Jean-Paul Miget (1668).

5o Antoine Message (1672).

6o Jean-François Dapzol (1678).

7o Antoine Roucheix, docteur en théologie (1689).

8o Antoine Chamalet, théologien prédicateur (1706).

9o Gilbert Veyret (1723).

10o Gabriel Boulon (1724).

11o François Guériton, théologien prédicateur (1727).

12o Antoine Messeix (1731).

13o Claude Gourbeyre (1733).

14o Antoine Baugier (1736).

15o Clavier (1737).

16o Claude Rochette (1747).

17o Jean-Baptiste du Crozet (1755).

18o André Beaux (1764).

19o Jean Abeilhon, du Puy (1789).

Les cordeliers de la Cellette ne se livraient pas seulement à la prédication, ils donnaient aussi leurs soins à des aliénés que leur confiaient les familles, et à des prêtres de mauvaises mœurs. D'après le

livre de comptes du couvent, le nombre des malheureux pensionnaires ne paraît pas avoir dépassé
une moyenne de douze ou quinze. Ils appartenaient
tous à des familles nobles ou riches et payaient des
pensions de 300 à 500 livres. Quelques-uns étaient
détenus en vertu de lettres de cachet du roi, qui se
chargeait quelquefois lui-même de payer la pension.

La surveillance n'était pas toujours exercée avec
assez de prudence; elle offrait même parfois un
danger réel; témoin le fait suivant rapporté par
M. l'abbé Cohadon :

« Un aliéné, retenu comme furieux depuis longues années dans sa cellule, affecta un jour un air
plus tranquille; il demanda donc à sortir et à con-
férer avec le Père gardien. Il méditait un projet de
vengeance. En conversant il trouva le moyen d'atti-
rer le Père sur les bords du gouffre que formait le
Chavanon à l'extrémité de l'ermitage. Arrivé à cet
endroit, il saisit le religieux d'une main vigoureuse
et essaie de le précipiter dans l'abîme. Dans cette
lutte corps à corps, où il s'agissait de la vie ou de
la mort, le cordelier eut l'avantage, et l'aliéné,
poussé avec force sur le terrain mouvant, ne trouva
pas où s'accrocher; il roula dans le gouffre et dis-
parut aux yeux du religieux, désolé de sa victoire. »

III

Revenus du monastère au xviiie siècle. — Propriétés de
la Cellette, de Bialon, de Messeix, de la Verviallo, de
Laroche-Donnezat. — Moulin de Tauvert. — Rentes
du couvent. — Pierre de Besse.

Outre les pensions des aliénés, le produit des
quêtes, des offrandes et des messes, que faute de
documents il est impossible d'évaluer, même ap-
proximativement, le couvent de la Cellette possédait, au milieu du xviiie siècle, un revenu de mille
cinq cent vingt-sept livres, provenant de propriétés
et de fondations pieuses. Si j'en donne une assez
longue énumération, c'est qu'elle offre un certain
intérêt au point de vue de l'histoire locale.

I. — PROPRIÉTÉS.

1° *L'église et le monastère* de la Cellette, cédés à
Vincent de Longueville par acte capitulaire du 9
novembre 1448.

2º *Les jardins* du monastère donnés en vertu du même acte. — Revenu, 10 livres.

3º *Le droit d'usage* dans la forêt du Chavanon pour bois de chauffage et de construction, cédés par le même acte, et renouvelé le 31 mai 1503 par Jacques le Loup, seigneur de Beauvoir, de Montfan, de Prechonnet, etc. — Revenu, 30 livres.

4º *Le pré de la Celle*, vendu par la famille Ollier de Lavervialle, moyennant 430 livres payées comptant, suivant acte du 7 juillet 1529, devant maître Frion, notaire royal à Ussel. — Revenu, 18 livres.

5º *Le pré de la Combe-du-Moulin*, acheté 206 livres à Jacques Lauradour, du Roussage, commune de Monestier-Merlines, suivant acte du 31 décembre 1557, devant maître Mangot, notaire royal à Bourg-Lastic. — Revenu, 9 livres. .

6º *Le pré de la Combe*, donné pour une fondation pieuse par Antoine Ollier de Lavervialle, le 26 juin 1550, en vertu d'un acte reçu par maître Baudonnat, notaire royal à Herment. — Revenu, 7 livres 6 sols.

7º *Le domaine de Bialon*, commune de Messeix, composé de maison, grange, terres, prés et pâtures, et affermé, par bail du 22 avril 1712, 640 livres.

Il fut acheté à diverses reprises, ainsi qu'il résulte des contrats de vente passés le 5 juillet 1626, devant maître Mestas, notaire royal à Messeix ; le 9 septembre 1638, devant maître Bertrand, notaire royal à Bialon ; le 2 juillet 1639, devant maître Borde, notaire royal; le 26 mars 1643, devant maître Désortiaux, notaire royal à Bourg-Lastic ; le 24 novembre 1650, devant maître Passelaigue, notaire royal à Messeix; le 13 janvier 1658, devant maître Choriol, notaire royal à Eygurande ; le 8 juillet 1659, devant maître Mestas, notaire royal à Messeix, et d'une sentence du sénéchal d'Auvergne, du 23 juin 1644.

Une partie fut payée des deniers de maître Claude de Lachaise, conseiller du roi en l'élection de Gannat, qui, par suite d'un traité fait avec le R. P. Prestial, paya au couvent 2,600 livres, le 23 juin 1644.

Une somme de 400 livres fut aussi affectée à cette destination. Elle provenait d'une fondation de messes faite par dame Marguerite de Laroche-Aymon, abbesse de l'Eclache, le 14 novembre 1649, devant maître Reynaud, notaire royal à Clermond-Ferrand.

8° *Le pré de Barrane* et deux terres situés à Messeix, affermés, par bail de 1711, 70 livres.

9° *Le domaine de Lavervialle*, vendu au couvent par Denis et Martin Baraduc père et fils et Antonia Baraduc, épouse d'Antoine Tixier, suivant acte reçu par maître Mazuer, notaire royal à Feyt, le 20 mars 1658.

Le 12 juillet 1694, le R. P. Roucheix, gardien de la Cellette, acheta, par contrat de vente passé devant maître Blanchet, notaire royal, une grange, un pré et deux pièces de terre appartenant à Toussaint Crouzet de Lavervialle. Il les joignit au domaine, qui produisit alors un revenu de 95 livres.

10° *Propriétés de Laroche-Donnezat.* Par acte du 2 avril 1592, devant maître de la Forest, notaire royal à Ussel, *noble* Jehan d'Ussel, écuyer, seigneur de Lagarde-Guillotin et de la Batisse, donna à la Cellette une vigne de dix œuvres (quarante arcs), située au *terroir* de Riberolles, dépendances de Laroche, et une maison au bourg de Laroche.

Cette donation était faite à la charge par les religieux de dire chaque année deux grand'messes de morts ; la première, le 20 juillet, dans l'église du couvent ; la seconde, le 17 septembre, dans l'église de Merlines.

Par un autre acte du 9 décembre 1682, devant maître Chaudessolle, notaire royal à Clermont, le R. P. Jean-François Dapsol devint acquéreur, moyennant 1,300 livres, non compris *les frais de criée et les droits seigneuriaux,* de divers héritages situés à Laroche et composés de maison, cuvages, caves, prés, terres et vignes.

Ces propriétés étaient affermées 156 livres 15 sols.

11° *Moulin de Tauvert.* Le 16 janvier 1629, Antoine Martin vendit au couvent, devant maître Bertrand, notaire royal, un seizième de son moulin de Tauvert, situé sur la Clidane. Cette acquisition donna aux religieux le droit de faire moudre gratuitement tous les grains qui leur étaient nécessaires et représentait un revenu de 15 livres.

II. — RENTES.

1° Par acte du 12 janvier 1589, devant maître Giron, notaire royal à Magnac, maître Martin de Plantadis, élu en la Marche, et Gilberte Tixier, sa femme, fondent en faveur du couvent une rente de 5 livres, rachetable par 100 livres, à la charge de dire pour eux une messe tous les vendredis.

Cette rente est successivement payée par demoiselle Marguerite Laval et Gabrielle Lesparvier, veuve de M. Etienne de Plantadis, ancien lieutenant général d'Ussel; par M. Pierre de Plantadis, conseiller du roi, assesseur en l'hôtel-de-ville d'Ussel, qui reconnaît, le 26 août 1714, devant maître Moncourrier de Beauregard, notaire royal à Ussel, la validité de la rente, et s'oblige à la payer le 25 décembre de chaque année. — 5 livres.

2° Par acte du 20 avril 1593, devant maître Lesparvier, notaire royal à Ussel, dame Delphine de Biller, veuve d'Antoine Pouchat, marchand, bourgeois de la ville d'Ussel, légua au couvent une somme de 120 livres, à la charge de célébrer perpétuellement, tous les vendredis, une messe pour elle et son mari, et de dire à la fin de la messe la *Passion* et un *Libera*.

Cette somme fut prêtée, le 23 janvier 1597, devant maître Mangot, notaire royal, à Jean et à François Ollier de Lavervialle, qui s'engagèrent à payer un revenu de 7 livres 10 sols.

3° Par acte du 12 avril 1610, devant maître Mazuer, notaire royal à Feyt, Claude Bourgnon, écuyer, seigneur de Fagebrunet, fonde une rente de 6 livres, à la condition de dire une messe chantée le premier jour de chaque mois, avec un *Libera* à la fin de la messe pour lui, sa famille et ses amis.

Cette rente est payée, en 1690, par Jeanne de Besse, veuve et héritière de Jacques de Lissac, sieur de Fagebrunet; en 1694, par Jacques de Lissac, son fils; et, en 1711, par Gilberte de Lissac, veuve du sieur de Bigoulette, comme héritière de Jacques de Lissac, son frère. — 6 livres.

4° Le 13 octobre 1619, Jean Mirabeau, sieur de Congaland, lègue au couvent une rente annuelle de 7 livres 10 sols pour faire célébrer, chaque vendredi, une *Messe de la Passion* (Acte reçu par maître Chassot, notaire royal à Felletin).

En 1718, cette rente est payée par François de Besse, sieur de Faureix et de Congaland, bourgeois de la ville de Felletin. — 7 livres 10 sols.

5° Anne Crespeau, veuve de François Labesse, fonde en faveur de la Cellette une rente de 3 livres 10 sols à la charge de dire annuellement pour elle et pour son mari quatre messes : le jour des morts, de Notre-Dame de mars, de Sainte-Anne et de Saint-François.

Par acte du 24 avril 1621, devant maître Mestas, notaire royal à Messeix, Léger Tixier, du village du Monteil, paroisse de Messeix, s'oblige à payer cette rente et hypothèque son domaine du Monteil. — 3 livres 10 sols.

6o Par testament du 23 mars 1639, reçu par maître Choriol, notaire royal à Eygurande, *haut et puissant* seigneur Jacques Robert de Lignerac, seigneur de Lagarde-Guillotin, lègue au couvent une rente de 5 livres pour douze messes devant être dites le premier jour de chaque mois.

En 1712, cette rente était payée par Mme la marquise de Salver de Neufville, suzeraine du château de Lagarde. — 5 livres.

7o Par acte du 24 avril 1646, reçu par maître Imas, notaire royal, Jean Besse, avocat au Parlement, sieur de Meymond et de Feyt et François Besse, son frère, sieur du Labourcix, héritiers et exécuteurs testamentaires de feu maître *Pierre de Besse*, leur oncle, docteur en Sorbonne, chanoine de Saint-Germain-l'Auxerrois, prédicateur du roi, constituent à la Cellette, conformément à une clause de son testament du 20 mars 1638, une rente annuelle et perpétuelle de 12 livres.

Les religieux du couvent doivent célébrer le 11

novembre de chaque année une grand'messe des morts, avec vigile la veille, dans l'église de Laroche, y prêcher le 1er août, jour de la fête de Saint-Pierre-ès-Liens, et faire une instruction dans la chapelle du Saint-Rosaire de la même église les jours de la Purification et de l'Assomption de la sainte Vierge. — 12 livres.

L'abbé *Pierre de Besse* fut, dans la première moitié du xviie siècle, l'un des prêtres les plus remarquables du clergé français. D'abord chanoine du chapitre d'Herment (1591-1601), il en devint le doyen (1601-1605). Il obtint le grade de docteur en Sorbonne, puis il fut nommé chantre et chanoine de Saint-Germain-l'Auxerrois à Paris (1618-1639), principal du collége Saint-Michel, aumônier du prince de Condé (1620) et prédicateur ordinaire du roi Louis XIII.

Il mourut à Paris, le 11 novembre 1639, à l'âge de 72 ans, et fut enterré dans l'église de Saint-Germain-l'Auxerrois, au-devant de la chaire du prédicateur. En 1640, on plaça au-dessus de sa tombe, au deuxième pilier de la nef, devant la chaire, une épitaphe ainsi conçue, qui était gravée sur cuivre et conservée naguère encore dans les archives de l'Hôtel-de-Ville de Paris :

CY DEVANT GIST VÉNÉRABLE ET DISCRETTE PERSONNE, MAISTRE PIERRE DE BESSE, VIVANT PRESTRE, DOCTEUR EN LA FACULTÉ, DE L'ESGLISE DE CÉANS, QUI EST DÉCÉDÉ

LE DIT NOVEMBRE 1639, LEQUEL A FONDÉ AU CHAPITRE
DE LADITE ESGLISE UN OBIT COMPLET DE TROIS HAUTES
MESSES ET VIGILE LE SOIR AUPARAVANT, ET APRÈS LA
DERNIÈRE MESSE LE *libera miserere* ET *de profundis* SUR
LA FOSSE; AUSSITÔT QUE LADITE MESSE SERA DITE ET
CÉLÉBRÉE; ET IL A DONNÉ ET LÉGUÉ AUDIT CHAPITRE
LA SOMME DE DOUZE CENTS LIVRES TOURNOIS POUR UNE
FOIS PAYÉE, PAR SON TESTAMENT OLOGRAPHE DONT A
ÉTÉ FAIT DÉLIVRANCE AUDIT CHAPITRE PAR LES EXÉCU-
TEURS DE SON TESTAMENT PAR CONTRACT PASSÉ PAR
DEVANT MAISTRES RENÉ COMTESSE ET CLAUDE PLASTRIER,
NOTAIRES AU CHATELET DE PARIS LE 26 JUIN 1640.

DIEU AIT MERCY DE SON AME.

Il laissa une fortune considérable et fit, par testament olographe du 20 mars 1638, un grand nombre
de legs aux hôpitaux de Paris, à la Sorbonne, etc.
Il donna à la ville d'Herment une rente de 200 livres
tournois, au capital de 1,600 livres, pour la fondation d'une école, où chaque habitant de la ville
d'Herment et chacun de ses neveux *portant son nom*
pouvait envoyer gratuitement un enfant. MM. Henri
et Auguste Besse de Meymond, ses arrière-neveux
paient encore un revenu annuel de cent francs. Le
capital du surplus de la rente a été employé en
1757 à acheter une prairie située au-dessus du champ
de foire.

Il légua, en outre, à l'église une somme de 600
livres tournois pour faire faire *un chœur en menui-*

serie, et au chapitre, la rente qu'il possédait sur le village des Poulx, commune de Verneugheol.

Pour témoigner leur reconnaissance de ces bienfaits, les chanoines firent placer dans le chœur de l'église une plaque en cuivre avec cette inscription :

CE PRÉSANT CŒUR A ÉTÉ REMIS, PAR FEU MAISTRE PIERRE DE BESSE, DOCTEUR EN SORBONNE, PRÉDICATEUR DU ROY, CHANTRE ET CHANOINE DE L'ESGLIZE ROYALE DE SAINCT GERMAIN DE LAUXERROIS A LA DILIGENCE DE JEAN BESSE, SIEUR DE MEYMOND, SON NEPVEU; IL A FONDÉ UNE RÉGENCE EN CETTE VILLE ET REMIS MESSIEURS DU CHAPPITRE LA RANTE DES POULX. IL MOURUT A PARIS LE XI NOVEMBRE MIL SIX CENTS XXXIX, LE SOIXANTE DOUZIÈME DE SON EAGE, ET FUT ENSEVELI, EN LA SUSDICTE ESGLIZE, AU MILIEU DE LA NEF AUDEVANT DE LA CHAIRE DU PRÉDICATEUR. DIEU FASSE MERCI A SON AME.

Cette plaque fut enlevée de l'église en 1793, et remise en 1820 à M. Besse de Meymond. Elle porte les armes de l'illustre prédicateur, qui étaient :

D'argent, au chevron componé d'or et de gueules, accompagné de cinq roses du dernier émail, une sur-

*montant le chevron; les quatre autres chaque côté;
et en pointe un mai de sinople.*

Le portrait de Pierre de Besse fut fait en 1618
par Gaultier, le célèbre graveur du roi Louis XIII.
Sous la gravure qui, du reste, est très rare, on trouve
le quatrain suivant :

> Si le burin eust peu, en gravant ce visage
> Représenter au vray l'âme de ses escrits;
> Tout le monde diroit admirant cet ouvrage
> Heureux le Limosin qui a de tels esprits.
>
> *I. Gaultier incidit.*

Le chanoine de Saint-Germain publia plusieurs
ouvrages, qui, presque oubliés maintenant, eurent
autrefois beaucoup de succès : 1° *Conceptions théologiques sur le Carême, sur l'Avent, sur tous les
Dimanches et Fêtes de l'Année et sur les quatre fins de
l'Homme* (Paris, Michel du Fossé, 1606 et années suivantes, 6 vol. in-8°. — Lyon, 1615 et années suivantes, 6 vol. in-8°); 2° *Conceptions théologiques sur
l'Octave du Saint-Sacrement* (Douai, Balt. Bellère,
1614, 2 vol. in-8°); 3° *Des Qualités et des Bonnes
Mœurs des Prêtres;* 4° *Triomphe des Sainctes et Dévo-
tes Confréries;* 5° *La Royale Prêtrise;* 6° *Le Démo-
crite chrestien;* 7° *Le Bon Pasteur;* 8° *L'Héraclite
chrestien;* 9° *Concordantia bibliorum* (Paris, 1614);
10° *La Pratique chrestienne pour consoler les Malades et assister les Criminels, qui sont condamnés au*

Supplice, dédiée au cardinal de Richelieu (Paris, 1637, in-8o).

Feller, Pérennès et la plupart des biographes, se copiant probablement l'un l'autre, font naître *Pierre de Besse* à Rosiers, près d'Egletons (Corrèze). M. Ambroise Tardieu, à l'obligeance duquel je dois plusieurs renseignements précieux, établit, dans son *Histoire de la Ville et Baronnie d'Herment,* la généalogie de la famille Besse, et il affirme que le prédicateur de Louis XIII est né en 1567 à Herment (Puy-de-Dôme).

Dès 1239, un des habitants d'Herment porte le nom de Jean Besse. En 1444, un autre Jean Besse, bourgeois de la ville, épouse Isabelle Arnauld. Puis, en 1501, on trouve Antoine Besse chanoine du chapitre. Au XVIe siècle, la famille est déjà nombreuse. Elle possède les propriétés de Meymond, de Feyt (chez Besse), du Laboureix, des Combes, de Veyrières, en *Limousin,* et celles de Laussepied, des Farges, de Puyrénaud et de Laborderie, en *Auvergne.* Sa maison d'Herment est située, d'après un acte de partage de 1591, au quartier du *Marchedial* (champ de foire), dans la rue de la Fontaine.

Honorable homme, Jehan Besse, seigneur de Meymond, etc., naquit à Meymond. Il fut notaire royal à Herment (1535-1555), puis à Meymond (1571-1574). Il épousa Estienne Moulin de Laqueuille, et il eût de ce mariage sept enfants ; 1o *François,* époux de

Jeanne Arnauld; 2° *Jehan*, mort en 1616 à Herment; 3° *Etienne*, notaire royal à Meymond (1599-1601); 4° Pierre, docteur en Sorbonne, prédicateur du roi Louis XIII; 5° *Joseph*, mort à Herment en 1624; 6° autre *Pierre*, marié à Marie Gaignon d'Herment; 7° *Françoise*, épouse de Johannel Antoine.

La date de la naissance de *Pierre de Besse* ne peut faire l'objet d'aucun doute. Il fut baptisé, ainsi qu'il le dit lui-même dans son testament du 20 mars 1638, dans l'église paroissiale de Laroche, église démolie depuis longtemps, qui était située au confluent de la Ramade et de la Miouzette, à un kilomètre du village de Meymond, et qui a été remplacée par l'église actuelle de Laroche-près-Feyt.

La généalogie qui précède et les nombreuses propriétés que la famille *Besse* possédait aux environs d'Herment, démontrent son ancienneté dans le pays. L'établissement d'une école gratuite pour ses concitoyens et ses nombreux parents, ses libéralités envers l'église et le chapitre, dont il avait été, il est vrai, chanoine puis doyen, sa fondation en faveur de l'église de Laroche, sont une preuve que l'abbé de Besse n'oublia jamais le berceau de sa famille, ni l'église où il avait reçu le baptême. Il avait, du reste, peu habité Herment; car, pendant son canonicat, il complétait ses études à l'Université de Paris. Il institua comme héritiers et exécuteurs testamentaires ses deux neveux : *Jean Besse*, avocat au

Parlement, seigneur de Meymont et de Feyt, et *François Besse*, sieur du Laboureix.

Il est donc évident que Pierre de Besse n'est pas né à Rosiers. Un seul fait le prouve clairement, c'est celui de son baptême dans l'église de Laroche. Comment comprendre, en effet, s'il était né près d'Egletons, qu'on l'eût fait baptiser soit à Laroche-près-Feyt, qui est à soixante-trois kilomètres de Rosiers, soit à Laroche-Canillac, qui en est éloignée de vingt-cinq kilomètres. Enfin, l'abbé de Besse, qui a fait des legs si nombreux et si importants, se serait certainement souvenu de Rosiers, s'il y était réellement né.

La ville d'Herment, aujourd'hui chef-lieu d'un canton du Puy-de-Dôme, limitrophe du canton d'Eygurande, faisait autrefois partie de l'Auvergne. Elle n'a pas, comme le pense M. Ambroise Tardieu, donné le jour au chanoine de Saint-Germain-l'Auxerrois ; elle était seulement la résidence principale de sa famille. Si Pierre de Besse était né à Herment, qui possédait une belle église et un chapitre, on ne l'aurait certainement pas porté à huit kilomètres pour le faire baptiser dans l'église de Laroche, et, plus tard, il n'aurait pas pris le titre de *Limosin*.

Jehan Besse, après avoir cessé ses fonctions de notaire à Herment en 1555, dût se retirer dans sa terre de Meymond, où il était né, et où il fut notaire royal de 1571 à 1574. C'est évidemment dans ce village que Pierre de Besse naqui, en 1567 ; il fut baptisé dans son église paroissiale de Laroche, et il put, à juste titre, se dire *Limosin*.

8° Les héritiers de Gabriel et de Pierre Vedrine du Fraisse, paroisse de Messeix, paient une revenu de 13 livres, 17 sols, pour intérêt d'un capital de 277 livres à eux prêté le 27 décembre 1652, par acte reçu maître Blanchet, notaire royal à Messeix. — 13 livres 17 sols.

9° En vertu d'une obligation du 19 novembre 1656, devant maître Mazuer, notaire royal à Feyt, Françoise Pauty, femme séparée de biens de François Faure, du village de Chauvet, paroisse de Monestier, emprunte au couvent une somme de 420 livres, pour laquelle elle paie un revenu de 21 livres.

10° Le 2 décembre 1658 — (Mestas, notaire royal à Messeix), Antoine et Blaise Battut font un emprunt de 300 livres, pour lequel ils paient un revenu de 15 livres ;

11° Jean Roussel, du village de Vedrine, paroisse de Messeix, paie une rente de 3 livres 10 sols, en vertu d'un acte de vente du 26 février 1665, reçu par maître Fargeix, notaire royal à Messeix. — 3 livres 10 sols.

12° Le 22 janvier 1666, François Bargeaud, de Bialon, s'engage devant le même notaire, à payer au couvent une rente de 12 sols.

13° Le 19 juin 1669, Gilbert Manouby et Pierre Tixier, de Vedrine, s'obligent à payer un revenu de 6 livres, pour prêt d'une somme de 120 livres (Blanchet, notaire). — 6 livres.

14° Le 13 septembre 1675, Guillaume Blanchet, meunier au Saleix, paroisse de Bourg-Lastic, constitue au couvent une rente de 7 livres 10 sols (Blanchet, notaire royal à Messeix). — 7 livres 10 sols.

15° Par acte du 15 septembre 1689, devant maître Desgranges, notaire royal à Riom, M. Jean Girard, conseiller du roi en l'élection de Riom, donne au couvent 100 livres de rente, au principal de 2,000 livres. — 100 livres.

16° Le 16 mai 1639, les religieux de la Cellette achètent, moyennant 1,800 livres, un petit domaine situé à la Vezolle, paroisse de Saint-Julien. Le 29 octobre 1689, ils le vendent devant maître Blanchet, notaire royal, à Guillaume Brut, marchand à Clermont-Ferrand, moyennant une rente annuelle et perpétuelle de 55 livres.

17° Jean Mallet, de Bialon, doit une rente de 4 livres, revenu de 80 livres, prix d'une grange située à Bialon, qui lui a été vendue le 6 janvier 1692 (Blanchet, notaire). — 4 livres.

18° Jean et Blaise Bony, du village du Saleix, paroisse de Bourg-Lastic, s'obligent à payer un revenu de 10 livres pour un prêt de 200 livres, qui leur a été fait le 16 septembre 1710 (maître Chadeyron, notaire royal). — 10 livres.

19° Par testament du 4 août 1710, devant maître Perronnet, notaire royal à Herment, messire Maximilien de Villelume, chevalier, seigneur de Barmontel, de Châteaubrun, etc., lègue au couvent une rente annuelle et perpétuelle de 10 livres, afin de faire dire deux messes basses de morts chaque mois. — 10 livres.

20° François Brugère, du Saleix, paroisse du Bourg, constitue une rente de 5 livres, pour intérêt de 100 livres qui lui ont été prêtées (26 septembre 1710). — 5 livres.

21° En vertu d'une obligation du 15 décembre 1711, devant maître Chadeyron, notaire royal à Bourg-Lastic, Annet Bogros et Marie Pommier, sa belle-mère, empruntent 120 livres et paient un revenu de 6 livres.

22° Michel et Gilbert Dubois, père et fils, maréchaux à Bourg-Lastic, s'engagent à payer un revenu de 6 livres, pour un prêt de 120 livres (20 juin 1712, maître Désortiaux, notaire royal à Bourg-Lastic). — 6 livres.

23° Maître Jacques Porte, chirurgien, habitant la ville d'Herment, pour se libérer vis-à-vis du couvent, lui délègue une rente de 55 sols rachetable pour la somme de 50 livres, qui lui est due par Annet Guyonnet, du village de Chabateix, paroisse de Sauvagnat (25 juin 1712, Peironnet, notaire). — 2 livres 15 sols.

24° Michel Dubois, maréchal à Bourg-Lastic, et Antoine Dubois, son frère, laboureur à Férérole, font un nouvel emprunt de 100 livres et paient un revenu de cinq livres (15 janvier 1713, maître Désortiaux, notaire). — 5 livres.

25° Par acte du 30 septembre 1719, devant maîtres Verdezon et Besson, notaires royaux à Riom, messire Jean d'Autier de Villemontée, seigneur de Barmontel, emprunte une somme de 2,000 livres pour compléter la dot de sa belle-sœur, Marie-Anne de Villelume. Il s'engage à payer un revenu de 100 livres. En 1720, il offre de rembourser le capital en billets de la Banque. Le couvent réduit alors le revenu à 50 livres, à la condition que le capital lui sera payé en monnaie d'or ou d'argent (23 septembre 1720, maître Bourand, notaire royal à Herment). — 50 livres.

26° Par testament du 19 septembre 1720, devant maître Bourand, notaire royal, M. Louis de Macon, curé de Messeix, lègue au couvent une rente annuelle de 48 livres 8 sols 9 deniers. Les sieurs Jaby de Bialon, ses héritiers, sont chargés de la payer. — 48 livres 8 sols 9 deniers.

27° M. de Rateau, procureur du roi au siége présidial de Guéret (Marche), paie une rente annuelle de cinq livres pour une fondation faite en 1721 par sa mère. — 5 livres.

28° En vertu d'un acte du 12 décembre 1745 (maître Désortiaux, notaire royal), Jean Vedrine, du village de Corne, paroisse du Bourg, paie une rente de 5 livres.

29° Une rente de 10 livres 13 sols est payée par François Suze, de Messeix, par suite d'une obligation reçue le 12 octobre 1746, par maître Choriol, notaire royal à Eygurande. — 10 livres 13 sols.

30° Clément, marchand *confiturier* à Riom, paie une rente de 10 livres, hypothéquée sur un verger situé à Ennezat. — 10 livres.

31° Jean Valette, du village de Bialon, donne le 1er mai de chaque année une rente de 13 livres.

32° Jean Brillaud, dit Ferret, du village de Laver-vialle, paie une rente de 12 livres 15 sols.

35° Levadour de Lavervialle est aussi débiteur d'une rente de 4 livres 5 sols.

Les sommes ci-dessus donnent un total de 1,527 livres 16 sols 9 deniers.

Tels étaient, en 1746, les revenus du couvent de la Cellette, qui n'avait alors que quatre religieux.

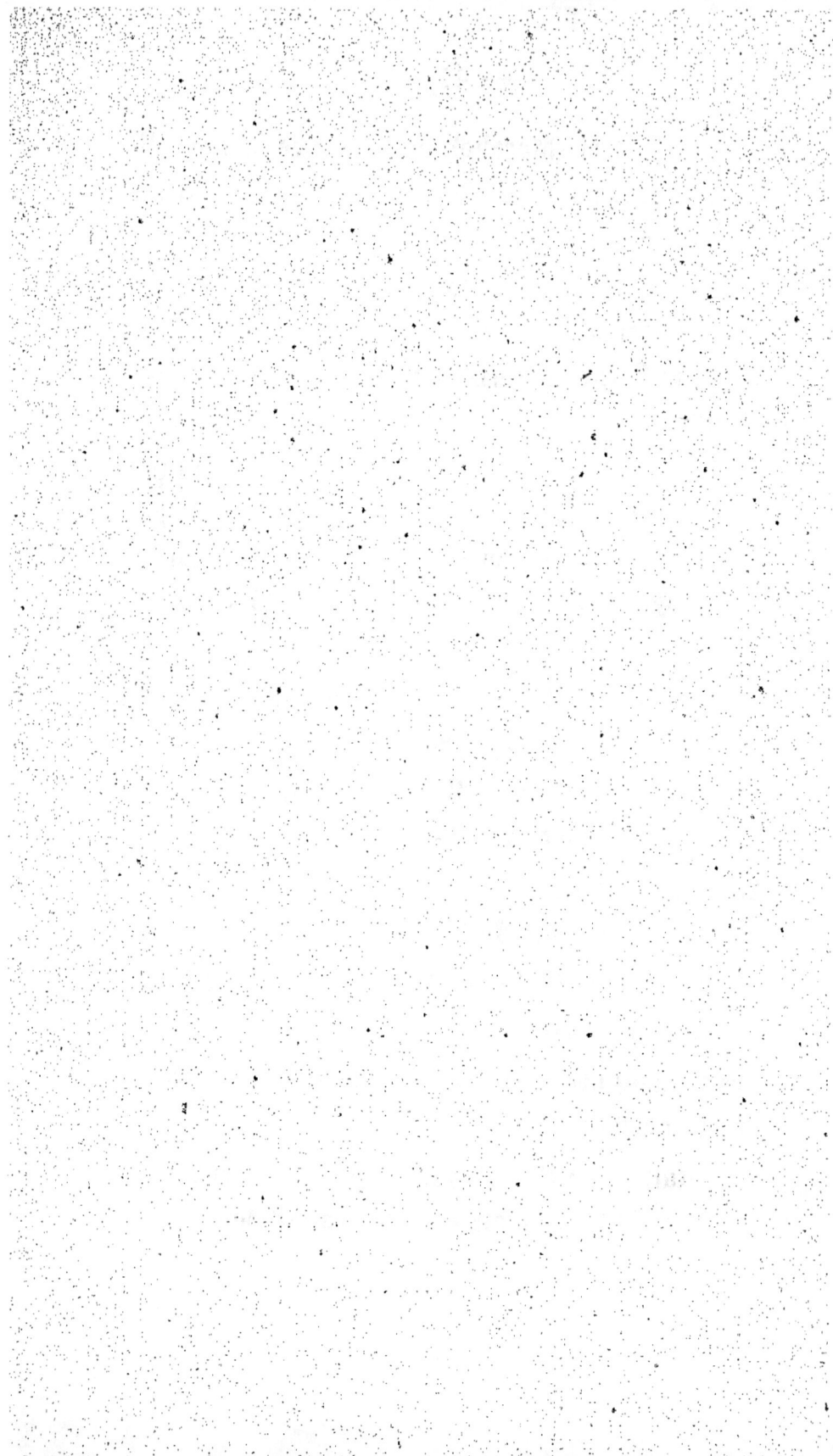

IV

La Cellette de 1789 à 1873. — Fondation de l'asile en
1830. — La congrégation de Sainte-Marie en 1842. —
Description des bâtiments actuels. — Propriété agricole.

Jean Abeilhon, du Puy, fut le dernier gardien de
la Cellette. La tourmente révolutionnaire de 1793
éclata, le couvent fut pillé, ses rentes furent abo-
lies, et quelque temps après il fut vendu nationale-
ment à un sieur Chirol.

M. Joseph Louradour, ancien juge de paix du
canton d'Eygurande, qui était propriétaire de la
Cellette en 1811, la vendit à M. Ollier, Pierre, de
Lavervialle, le 16 juin de la même année. (Maître
Fargeix, notaire). M. Ollier la revendit lui-même, le
17 mars 1817, à M. Brun, Antoine. (Maître Pélissière,
notaire). Enfin, M. Mezure, Jacques, de Bourg-Lastic,

en devint acquéreur, le 19 juillet 1824. (Maître Fargeix, notaire).

Chaque propriétaire compléta, en vendant les matériaux du monastère, l'œuvre de destruction commencée en 1793. En effet, le 9 juillet 1830, la propriété de la Cellette se composait seulement : 1° d'une maison, d'une grange, d'un four et d'un jardin, ayant une superficie de douze ares quatre-vingt-dix centiares; 2° de trente-sept ares de terre; 3° d'un pré de deux hectares soixante-dix ares soixante-dix centiares ; 4° d'un bois taillis de quarante-six ares; 5° d'une partie d'un terrain vague de vingt-neuf hectares trente-quatre ares, appelé le *Pérol*, et indivis avec les habitants de Lavervialle; 6° d'un droit d'usage dans une parcelle de la forêt du Chavanon. L'église et le couvent avaient entièrement disparu.

C'est dans ces conditions qu'elle fut vendue moyennant 10,800 fr. par M. Jacques Mezure et Marguerite Battut, sa femme, à MM. Joseph Noyer et Pierre Alméras, propriétaires d'une librairie à Paris, rue des Postes, n° 24, le 9 juillet 1830. (Maître Fargeix, notaire).

De cette époque, date la fondation de l'asile. Voulant se consacrer aux soins des aliénés, les nouveaux acquéreurs s'adjoignirent aussitôt d'autres sociétaires, parmi lesquels MM. Jean Roussel, Tissot, Jozon, Louis Mercier, Antoine Chastrusse, Joseph Alau,

Périse, Linger et Blaize Quénault. Outre l'asile, ils construisirent à la Cellette une papeterie, fondèrent dans les bâtiments de l'ancienne intendance de Clermont un établissement pour les aliénés des deux sexes et installèrent à Clermont même une *librairie catholique.*

En janvier 1836, des embarras financiers forcèrent les sociétaires à faire une liquidation. Les dettes s'élevaient alors à 81,207 fr. 25 c., somme bien supérieure à l'actif.

Quatre arbitres furent chargés de procéder à la liquidation. Ils supprimèrent la maison de santé de Clermont, vendirent la librairie et réalisèrent ainsi une somme de 35,268 fr. 69 c. En mars 1838, lorsqu'ils rendirent leurs comptes, la Cellette devait encore 45,999 fr. 10 c., auxquels il fallait ajouter 14,000 fr. pour frais de liquidation, soit : 60,000 fr. environ, somme double de la valeur réelle de l'asile.

MM. Tissot et Jozon se retirèrent alors. M. Louis Mercier prit la direction de l'établissement; mais, malgré une sage administration, il lui fut impossible de liquider le passif et de faire les constructions nécessaires pour recevoir les malades dont le nombre augmentait chaque jour. Il mourut bientôt après, et fut remplacé, comme directeur, par le frère Pierre Alméras.

Après des démarches inutiles auprès des frères de Saint-Jean-de-Dieu, MM. Alméras, Roussel, Alau,

Périse et Linger cédèrent leur établissement, le 22 mai 1842, à la congrégation de Sainte-Marie-de-l'Assomption, représentée par MM. les abbés Bai et Chiron, à la condition que les dettes seraient payées, que l'œuvre serait poursuivie, et qu'ils continue-raient à donner leurs soins aux malades, en atten-dant d'être admis eux-mêmes comme frères de Sainte-Marie.

Jusqu'à cette époque, le manque de ressources s'était opposé au développement de l'asile. Les nou-veaux bâtiments furent immédiatement commencés, et, quelques années plus tard, l'établissement pou-vait recevoir trois cents malades.

Une nouvelle épreuve était encore réservée à la Cellette. Le 28 décembre 1869, à huit heures du matin, pendant que les malades déjeunaient, un incendie, dont on ne connaît pas la cause, se déclara dans le bâtiment central. Malgré de prompts secours, ce bâtiment qui renfermait la chapelle, et l'aile de l'est furent complétement détruits. On ne put même pas sauver le mobilier; deux cents lits devinrent la proie des flammes. Heureusement, aucun malade ne fut blessé. Tous furent installés provisoirement dans le grand bâtiment et dans les bâtiments annexes. Cette installation fut presque suffisante, car aucune épidémie ne se déclara. Au mois de sep-tembre 1870, la reconstruction était terminée : il ne restait plus de traces d'un incendie, qui aurait pu compromettre la prospérité de la maison sans une indemnité de 50,000 fr. que lui payèrent deux compagnies d'assurances.

L'asile actuel est adossé au flanc de la colline de Lavervialle. Il se compose d'un bâtiment central avec aile en retour à l'est, d'un grand bâtiment à l'ouest et de plusieurs constructions annexes assez irrégulières destinées à divers services. Ces dernières disparaîtront bientôt, il faut l'espérer, pour faire place à un établissement de femmes.

Le bâtiment situé à l'est, a 34ᵐ de longueur, sur 8ᵐ,80 de largeur, il renferme :

I. *Au sous-sol, dominant les jardins* : 1° Des magasins ; 2° le dortoir Saint-Roch.

II. *Au rez-de-chaussée* : 1° Le réfectoire et la salle des agités ; 2° la salle de bains commune ; 3° une salle de bains pour les pensionnaires ; 4° une chambre de repos pour les malades auxquels on administre des bains ; 5° l'atelier de menuiserie.

III. *Au premier étage* : Le dortoir Sainte-Philomène.

IV. *Au deuxième étage* : Le dortoir Saint-Pierre.

V. *Sous les combles* : Un séchoir.

Le bâtiment central a 68ᵐ de longueur, sur 8ᵐ,80 de largeur. Il contient :

I. *Au rez-de-chaussée* : 1° La salle et le réfectoire des épileptiques ; 2° un magasin ; 3° la salle et le réfectoire des malpropres; 4° la salle des tranquilles.

II. *Au premier étage :* 1° Le dortoir Saint-Jean; 2° une chambre de pensionnaire; 3° le dortoir Saint-Joseph ; 4° le dortoir Sainte-Marie.

III. *Au deuxième étage :* 1° Le dortoir Saint-Paul; 2° une chambre de pensionnaire; 3° le dortoir Saint-François.

IV. *Sous les combles :* Un séchoir.

Le grand bâtiment a 33ᵐ50 de longueur sur 15ᵐ50 de largeur. Il renferme :

I. *Au sous-sol :* Un magasin.

II. *Au rez-de-chaussée :* 1° Deux réfectoires pour les tranquilles; 2° le salon de réception; 3° une vaste chambre; 4° la cave, qui est creusée dans le rocher.

III. *Au premier étage :* 1° La chapelle provisoire; 2° la cuisine et ses offices; 3° le réfectoire des employés; 4° le réfectoire des frères.

IV. *Au deuxième étage :* 1° La lingerie et le vestiaire; 2° l'atelier de couture; 3° les deux dortoirs de l'infirmerie; 4° la salle des infirmes; 5° la pharmacie.

V. Au-dessus est un vaste local destiné à une chapelle.

Le quadrilatère compris entre ces bâtiments est divisé en quatre cours, qui communiquent directement avec la salle et le réfectoire de chaque division. Ces préaux sont terminés par une galerie de 81m 80 de longueur sur 6m50 de largeur qui s'étend de l'aile *est* jusqu'au grand bâtiment. Au-dessous de cette galerie existe un long couloir de deux mètres de large, au-devant duquel sont placés le dortoir des malpropres et douze cellules pour les malades dangereux pendant la nuit. Ces appartements, quoique en contre-bas des cours, sont au premier étage du jardin, leur sous-sol est occupé par des magasins.

La cour de l'infirmerie est placée à l'est du grand bâtiment, près de la salle des infirmes.

Les bâtiments annexes contiennent : 1o L'appartement du directeur; 2o le bureau; 3o onze chambres pour les pensionnaires; 4o le parloir et la chambre du concierge; 5o trois dortoirs pour les ouvriers et les domestiques; 6o la boulangerie; 7o la buanderie et le lavoir; 8o la forge.

La maison du médecin en chef est bâtie au nord-est de l'asile sur l'emplacement de l'ancienne église du couvent. Quoique très rapprochée de l'établissement, elle en est complètement isolée. Un parterre et un jardin en terrasse lui servent de dépendances.

La Cellette possède deux granges pour son exploitation agricole. L'une, qui va être démolie, est contiguë au grand bâtiment; la seconde, a été construite sur l'avenue de l'asile. Le moulin occupe le bord du Chavanon.

La façade principale de l'asile est exposée au sud-
est ; elle domine le jardin, la prairie et la rivière.
Derrière les bâtiments annexes sont le cimetière et
quelques petits jardins en amphithéâtre, cultivés
par des aliénés.

L'eau nécessaire aux divers services est fournie
par la fontaine de *Lasley*, qui prend naissance pres-
qu'au sommet de la colline de Bialon. Elle a été
achetée à la commune de Messeix en 1859, et conduite au moyen de tuyaux en plomb, qui passent
sous la rivière et remontent jusqu'à l'établissement.
Cette source est d'excellente qualité ; elle est si
abondante qu'elle suffit largement à tous les besoins
de l'asile ; aussi, deux autres sources qui venaient
de la colline de Lavervialle et qui étaient utilisées
autrefois, ne sont plus employées maintenant que
pour l'irrigation des prairies.

Cette fontaine avait déjà été donnée au couvent le
8 octobre 1662 par messire Guillaume de la Forest-
Bullion, écuyer, seigneur de Savennes, etc. Lorsque
les religieux voulurent la faire conduire, quelques
voisins maltraitèrent le fontainier. Il furent traduits
pour ce fait devant le sénéchal d'Auvergne et condamnés le 19 décembre 1663. Quelques mois plus
tard (7 mars 1664), tous les habitants de Bialon rati-
fièrent la donation de messire de la Forest-Bullion
(maître Blanchet, notaire royal à Messeix) et les travaux de conduite furent immédiatement exécutés.

Les cours sont sablées, plantées d'arbres et de fleurs, proprement tenues, et exceptée celle des infirmes, terminées par la galerie : ce qui permet aux malades de se promener en plein air pendant les jours de pluie ou de soleil trop ardent. Chacune a une fontaine et des latrines.

Elles sont au nombre de cinq, savoir :

	Longueur.		Largeur.		Superficie.
1° Cour des agités.....	25^m »		11^{m}20		280^{mc}
2° Cour des épileptiques	25	»	13 40		335
3° des malpropres	25	»	16	»	400
4° Co ... es tranquilles	41	»	25	»	1025
5° Cour des infirmes...	30	»	24	»	720

Tous les appartements des malades du régime commun sont planchéiés, plafonnés, blanchis à la colle et parfaitement aérés. Ceux de l'infirmerie et des pensionnaires sont tapissés et garnis de rideaux.

La salle de bains commune est pourvue de dix baignoires, dont sept sont en zinc et trois sont en pierre pour les agités. Une de ces dernières est munie d'un appareil à douches. Les dimensions de cet appartement sont les suivantes : longueur, 10^{m}20 ; largeur, 4^{m}60 ; hauteur, 3^{m}90 ; cube, 182^{m}980. A côté de cette salle sont une chambre avec deux baignoires pour les pensionnaires et un cabinet de repos.

Les appartements occupés pendant une partie du jour par les aliénés du régime commun, car ils se promènent le plus souvent dans les préaux ou sous la galerie, ont les dimensions suivantes :

		Longueur.	Largeur.	Hauteur.	Cube.	Cube Total par division.
		m	m	m	m	m
1° Agités	Salle	11. »	7,50	3,90	221,750	438.120
	Réfectoire..	7,60	7,50	3,90	216,370	
2° Épileptiques...	Salle	8,60	7,50	3,90	251,550	397.800
	Réfectoire..	7,50	5. »	3,90	146,250	
3° Malpropres....	Salle	14,70	7,50	3,90	429,970	684.410
	Réfectoire.	8,70	7,50	3,90	254,470	
4° Tranquilles....	Salle	25,60	7,50	3,90	748,800	1147.340
	Réfectoire..	15,20	6,90	3,80	398,540	
5° Infirmes	Salle	7. »	7. »	3,80	186,200	186.200
	Cube général.......					2853.900

Les dortoirs sont tenus avec une propreté telle, qu'une heure après le lever des malades, on n'y sent aucune mauvaise odeur. Voici, du reste, le nombre de lits que possède l'établissement, avec le cube d'air afférent à chacun :

(Suit le tableau.)

NOM DES DORTOIRS.	Longueur.	Largeur.	Hauteur.	Cube.	Nombre de lits.	Cube par lit.
	m	m	m	m		m
1º Dortoir St-Roch (agités)..	9, »	7,60	3,80	259,920	12	21,660
2º Id. Sainte-Philomène (tranquilles)............	29, »	7,30	3,60	762,120	38	20,050
3º Dortoir Saint-Pierre (tranquilles)............	29, »	7,40	3,50	751,100	38	19,760
4º Dortoir Saint-Jean (épileptiques)............	18,30	7,30	3,60	480,920	24	20,040
5º Dortoir St-Joseph (vieillards)............	20, »	7,30	3,60	525,600	26	20,210
6º Dortoir Ste-Marie (faibles)	25,30	7,30	3,60	664,880	30	22,160
7º Id. Saint-Paul (tranquilles)............	18,30	7,40	3,50	473,970	24	20,750
8º Dortoir St-François (tranquilles)............	44, »	7,40	3,50	1139,600	60	19, »
9º Dortoirs de l'infirmerie...	24, »	7, »	3,80	638,400	24	24,550
10º Dortoir des malpropres...	39, »	5, »	3,50	689,500	24	28,430
11º 12 cellules pour furieux..	»	»	»	»	12	29, »
12º 13 chambres de pensionnaires............	»	»	»	»	13	68, »
Nombre de lits exclusivement destinés aux malades.					327	

Il résulte du tableau qui précède que le cube d'air pour chaque lit varie de 19m à 68m. Il est de 24m550 pour l'infirmerie et de 28m430 pour les malpropres, quantité bien suffisante, dans un pays froid. Il est à remarquer, du reste, que les épidémies sont excessivement rares et peu meurtrières ; la plupart des aliénés succombent à des maladies chroniques contractées avant leur entrée dans l'asile ou aux désordres physiques produits par la folie.

Il faut ajouter aux 327 lits exclusivement destinés aux malades : 1º 26 lits pour les ouvriers et les domestiques (bâtiments annexes); 2º 10 lits dans le moulin pour deux domestiques, le meunier et quelques convalescents, qui lui servent d'aides ; 3° 6 lits dans l'appartement du directeur, dans celui de l'aumônier auxiliaire et dans quatre chambres à donner.

Sous peu, la chapelle sera définitivement installée au troisième étage du grand bâtiment ; la salle qu'elle occupe maintenant sera alors convertie en dortoir et l'asile aura trente lits de plus pour ses malades.

La propriété agricole environne les bâtiments. Dans le principe, elle était presque entièrement inculte. Depuis quelques années, la bruyère, les broussailles et les rochers ont à peu près disparu pour faire place à des champs et à des prairies. Aujourd'hui le domaine de la Cellette se compose de :

	Hectares.	Ares.	Centiares.
1° Jardins	»	71	70
2° Prés.....................	11	23	73
3° Terres..................	28	15	99
4° Bruyères................	2	59	84
5° Bois taillis	4	74	90
TOTAL.....	47	46	15

V

Considérations générales sur l'aliénation mentale. — Manie. — Monomanie. — Démence. — Idiotie. — Hallucination. — Paralysie des aliénés. — Causes physiques et morales de la folie. — Traitement.

On éprouve toujours un sentiment de profonde tristesse quand on visite un asile d'aliénés. Ces malheureux, surtout lorsqu'ils sont nombreux, inspirent une vive pitié et offrent un spectacle étrange. Il faut, du reste, voir soi-même pour se faire une idée exacte de l'aspect général d'une maison de santé. De même que les autres, celle de la Cellette a ses rois, ses empereurs, ses ministres, ses riches, ses généraux, ses soldats, ses fanatiques et ses dieux.

L'un commande à l'univers qu'il a soumis à ses lois. L'autre s'est donné un grand nom, il vit seul et méprise ses compagnons. Celui-ci possède la science et l'éloquence ; il débite avec une emphase comique les conceptions de son prétendu génie. L'un se croit possédé du démon et livré aux tourments de l'enfer; il se désespère et maudit jusqu'à sa propre existence; tandis que l'autre, en communication directe avec Dieu, a pour mission de convertir le monde.

Tel autre est immobile comme une statue, il vit en dedans de lui-même. Celui-là est accablé par les remords, il invoque la mort comme le terme de ses maux; tandis que son voisin, qui paraît être heureux et raisonnable, prépare avec joie et avec calme les moyens de metttre fin à sa vie.

Celui-ci ne dort presque jamais, tout l'épouvante, il a peur de lui-même, ses terreurs imaginaires l'inquiètent, l'agitent, le rendent furieux, il se croit déshonoré, persécuté, trahi, il voit des ennemis partout; et, dans son délire, il n'épargne personne. Un autre est dans un état habituel de colère, il brise tout ce qu'il peut saisir, il crie, menace, frappe et allègue toujours un motif pour justifier ses actions.

Plus loin, est un fanatique, qui vocifère, blasphème et condamne l'humanité aux supplices de l'enfer. Il lui faut du sang pour convertir les hommes; souvent, hélas! il en a déjà répandu. Tel insensé a un délire bruyant ; on le croirait capable des plus grands désordres, mais au fond il est inoffensif. Un aliéné se fait remarquer par l'irrégularité de ses mouvements ; il heurte ou renverse tout ce qu'il rencontre ; il vous poursuit de ses paroles incohérentes, cependant il ne dit rien, il ne pense à rien. Un autre passe sa vie à se réjouir, il est heureux, il rit sans cesse. Qui peut exciter ainsi sa joie ? Il a oublié les jours passés ; l'espérance du lendemain ne lui appartient pas.

Ainsi, dans ces refuges, les cris de la joie se mêlent aux gémissements de la douleur ; les rires des uns forment contraste avec les larmes des autres. Les biens sociaux n'existent plus, les amitiés ont cessé, la confiance est perdue. L'égoïsme règne en maître absolu ; chacun vit seul avec ses idées et ses passions. Le langage est faux, exagéré, extravagant, désordonné comme les pensées et les passions qu'il exprime. Enfin, le crime sous toutes ses formes vient encore quelquefois assombrir ce triste tableau.

Le médecin et le philosophe, lorsqu'ils étudient et analysent avec soin ces phénomènes bizarres, y trouvent toutes les idées, toutes les passions, toutes les erreurs qui agitent la société. Seulement, ici l'homme ne cache ni ses défauts ni ses vices ; il dit sa pensée tout entière, il est dominé par ses passions, il montre son état moral dans toute sa nudité ; aussi les nuances sont plus tranchées, les couleurs plus vives, les situations plus disparates.

Au dernier degré de cette maladie, nous trouvons

ces infortunés, qui ont perdu le plus noble caractère de l'homme, et qui sont descendus au-dessous des plus stupides créatures. Ils ne pensent plus, ils n'ont ni idées, ni passions, ni instinct même, car ils sont incapables de porter à leur bouche les aliments que leur offrent des mains bienfaisantes. Sans les soins dévoués dont ils sont entourés, ils rouleraient sur leurs ordures et resteraient exposés aux influences les plus destructives. Ils reconnaissent à peine leurs semblables, ils n'ont plus concience de leur existence.

Que de dévouement, que de charité, que de foi et d'espérance dans la vie future ne faut-il pas aux bons religieux de la Cellette pour passer les jours et les nuits au milieu de ces pauvres aliénés, et pour leur prodiguer à chaque instant avec une véritable affection tous les soins que nécessite leur malheureuse position !

La folie consiste dans l'abberration, l'affaiblissement notable, ou l'absence plus ou moins complète des facultés de l'entendement. Elle se présente sous deux états bien tranchés : tantôt il n'existe qu'un simple *dérangemeut de la raison*, ainsi que l'a démontré M. Leuret ; tantôt ce dérangement s'accompagne de *symptômes physiques*.

Elle n'est pas une maladie particulière aux peuples civilisés. En effet, outre des circonstances physiques auxquelles on doit attribuer plus spécialement certaines formes de folie, l'homme porte en lui-même les causes physiologiques et morales de cette maladie. Le trouble des fonctions, l'épilepsie, l'apoplexie, l'hérédité, les couches ne dépendent en rien de la civilisation. Elles sont cependant des conditions organiques favorables au développement de l'aliénation mentale. L'entraînement des passions, la vanité et la crainte portées à l'excès, l'ambition déçue, les affections brisées, le dérèglement des sens, les peines du cœur et les autres causes morales sont de tous les temps et de tous les climats.

Aussi nous trouvons chez les peuples anciens de nombreux cas de folie ; il suffira d'en citer quelques-uns : Saül, jaloux de la gloire de David, tomba dans une démonomanie, compliquée d'accès de fureur (*Livre des Rois*, chap. XVI, v. 14 et suivants). Nabuchodonosor, roi de Babylone (562 ans avant J.-C.), fut atteint de lycanthropie, forme d'aliénation mentale très commune en Europe aux xve et xvie siècles. Il finit par guérir au bout de quelques années (*Daniel*, chap. IV, v. 28 et suivants). Méléagre, après avoir tué les frères de sa mère, et Oreste, devenu paricide pour venger le meurtre de son père, furent atteints l'un et l'autre d'une sombre mélancolie. Les Prœtides, que, suivant la tradition, Mélampe guérit au moyen de l'éllébore, se croyaient changées en vaches, et elles erraient dans les

plaines de la Thrace en poussant des beugle-
ments.

Le nombre des malades admis dans les asiles
d'aliénés augmente chaque année. Cette augmentation est due en partie à l'application plus rigoureuse
de la loi du 30 juin 1838, qui prescrit la séques-
tration des fous dangereux ; mais, il ne faut pas se
le dissimuler, elle prouve aussi que les cas de folie
deviennent chaque jour plus nombreux. Si nous
voulons nous opposer avec chance de succès au développement de cette terrible maladie, nous devons
rechercher avec soin les causes qui la produisent et
les symptômes qui la caractérisent.

Cette étude a une grande importance, même pour
les personnes étrangères à la médecine, car elle leur
donne les connaissances nécessaires pour reconnaître et faire traiter une affection surtout curable à
son début, et pour la prévenir bien souvent par de
sages conseils. Quelques notions générales sur la folie
me paraissent donc être utiles à tous.

Cette maladie se présente sous diverses formes.
Elles sont dues à la réunion de plusieurs lésions
physiques ou morales, au caractère du délire, ou
aux symptômes qui l'accompagnent. De là, plusieurs
genres d'aliénation mentale, qui se manifestent quelquefois successivement et alternativement chez le
même individu, ou se compliquent l'un l'autre.

1o *Manie.* — La manie est essentiellement caractérisée par un délire général, avec ou sans excitation. Certains maniaques sont furieux, tandis que d'autres sont ordinairement calmes. Chez la plupart, les accès de fureur sont intermitents ; mais, en raison de leur extrême susceptibilité, presque tous sont très irritables et entrent en fureur pour le motif le plus léger. Leurs idées sont privées d'une association régulière, elles se rencontrent au hasard et donnent naissance aux composés les plus disparates. Cette *incohérence* peut aller jusqu'à la prononciation de mots dont l'assemblage n'exprime aucun sens, jusqu'à l'articulation de syllabes qui ne forment aucun mot. En général elle est plus évidente dans les écrits que dans les paroles. Elle s'étend jusqu'aux gestes, jusqu'aux actions, jusqu'à l'expression de la figure. On voit des maniaques raconter les choses les plus tristes le sourire sur les lèvres, d'autres faire en pleurant les récits les plus gais.

Ils ont des *conceptions délirantes*, troubles de l'intelligence, qui se traduisent par des craintes imaginaires, des opinions ridicules, des idées extravagantes. Atteints d'hallucinations, d'agitation et d'aberrations de la volonté, ils ne semblent plus être maîtres de leurs déterminations : les uns marchent, chantent, dansent, écrivent, sans pouvoir s'en abstenir ; d'autres se livrent à des actes de fureur ; chez certains, la sensibilité est exaltée, quelquefois pervertie ; leur appétit est variable.

Généralement, ces malheureux maigrissent, les traits de la face s'altèrent. Beaucoup d'entre eux déchirent leurs vêtements et s'obstinent à rester entièrement nus. Presque tous sont enclins à la malpropreté, ils rendent des déjections alvines dans leurs vêtements, urinent dans leur lit, sans qu'on puisse attribuer cet accident à la faiblesse des sphincters. Ils se salissent par oubli ou par calcul.

2° *Monomanie.* — La monomanie consiste dans un délire borné à un seul ou à un petit nombre d'objets, avec prédominance d'une passion. Les malades qui ne délirent que sur un objet sont excessivement rares. M. Foville dit n'en avoir observé que deux cas, et MM. Lélut et Leuret n'ont jamais rencontré une monomanie proprement dite.

Un malade qui est séquestré à la Cellette depuis dix ans, présentait à son arrivée dans l'asile un exemple remarquable de délire borné à une seule idée. Il était atteint de monomanie jalouse. Sa conversation était raisonnable et même intéressante; on ne s'apercevait qu'il était fou que lorsqu'on lui parlait de sa femme. Depuis cette époque, ses idées fausses se sont étendues et compliquées d'illusions des sens.

Le délire du monomane peut varier à l'infini, comme les mille manières de sentir et de penser. Il a pour base les illusions, les hallucinations, les convictions fausses et les associations vicieuses des idées. Tantôt les malades partent d'un principe faux et ils en déduisent logiquement des conséquences légitimes qui modifient leurs affections et les actes de leur volonté; hors de ce délire partiel ils sentent, raisonnent et agissent comme tout le monde. Tantôt, dominés par leurs idées ou par des impressions, ils sont entraînés à des actes qu'ils regrettent ensuite. Chez eux, la volonté est lésée; elle n'a plus la force de réprimer des actes que la conscience réprouve et que la raison ou le sentiment ne déterminent pas. Les actions sont alors involontaires, instinctives, irrésistibles. D'autres fois, ils ne déraisonnent pas; mais leurs affections et leur caractère sont pervertis; ils excusent la bizarrerie de leur conduite et ils justifient leurs sentiments par des explications raisonnées et des motifs plausibles.

Le 21 juin 1863, je fus appelé pour donner mes soins à un père de famille qui venait de recevoir un coup de feu; la balle avait traversé la poitrine. Le meurtrier était le fils de la victime. Arrêté presque immédiatement, il fut conduit provisoirement dans la chambre de sûreté d'Eygurande. Deux heures après, j'arrivai près de lui. Il mangeait tranquillement une soupe, lorsque le tintement de la cloche lui apprit que M. le curé allait porter à un mourant les dernières consolations de la religion.

— Pour qui sonne-t-on ? me dit-il.

— Pour ton père, qui va mourir et que tu viens d'assassiner.

— Tant mieux ! me répondit-il ; il ne voulait pas se confesser. Je l'y ai bien forcé.

Puis il continua à manger sans la moindre émotion. Il fut séquestré à la Cellette, où il était inoffensif comme avant sa tentative de meurtre. Il passait ses journées à prier. Chaque fois que je le voyais, il me demandait des nouvelles de sa famille. Il était heureux lorsque son père, sa mère ou quelqu'un de ses parents venaient le voir. Sa conversation était celle d'un homme sensé; mais il n'avait pas le moindre repentir de l'acte qu'il avait commis. Il est mort l'année dernière dans la démence.

Suivant la passion dominante, on a admis plusieurs variétés de monomanie qui constituent deux types principaux : la *monomanie gaie* et la *monomanie triste*, ou *lypémanie*.

Dans la monomanie gaie, la sensibilité est agréablement excitée. Les passions expansives réagissent sur l'entendement et sur la volonté. La physionomie de ces malades est animée, mobile, riante; leurs yeux sont brillants et vifs; ils sont gais, téméraires, audacieux, bavards, bruyants, prétentieux, prompts à s'irriter. Les fonctions physiques s'accomplissent chez eux avec régularité.

Dans la lypémanie, la sensibilité est douloureusement lésée. Les passions tristes modifient l'intelligence et la volonté. Le lypémaniaque concentre en lui ses affections et ses pensées. Son teint est jaune, pâle et même terne, ses yeux sont fixes, son regard est inquiet, ses traits sont grippés. Souvent immobile, il est dissimulé, parle peu, s'excuse et s'accuse même, lorsqu'on lui fait des observations. Chez lui les fonctions sont lentes.

Les uns et les autres ont souvent des conceptions délirantes, qui constituent le caractère principal de la maladie.

Quelques-uns croient voir des jambes de verre. Des femmes se croient changées en hommes et des hommes changés en femmes. Certains individus privés de leur personnalité antérieure sont devenus Jésus-Christ ou Mahomet. En 1850 j'ai vu à l'asile de Montpellier un aliéné qui se croyait transformé en un ballon de verre. Aussitôt que quelqu'un l'approchait, il fuyait en poussant des cris, de peur d'être brisé. Un autre, d'après M. Valleix, se croyait de beurre; et, dans la crainte de se fondre, il n'approchait jamais du feu.

La monomanie causée par l'orgueil est l'une des plus communes. « La part de l'orgueil, dit M. Leuret dans ses *Fragments psychologiques* sur la folie, est si large dans la société, que l'on s'étonne presque de voir les excès de cette passion compter au nombre des aberrations de l'esprit. Quels écarts si grands et si manifestes pourra-t-on lui trouver, qu'ils ne soient en quelque sorte naturalisés parmi nous ?... L'orgueil est folie seulement à ceux qui, portant cette passion à l'excès, sont en même temps si maladroits et si aveugles que nul raisonnement ne peut les détromper, et qu'ils manquent du talent et de la force nécessaires pour imposer aux autres leur propre conviction. Ceux-là on les abandonne aux médecins. »

« On dirait, ajoute M. Leuret en parlant de l'orgueil, qu'il est d'autant plus hardi, qu'il germe dans un entendement moins cultivé. L'homme instruit, lorsqu'il est aveuglé par cette passion, monte quelques degrés, l'homme ignorant va d'un seul bond jusqu'au sommet ; le premier se fait ministre, roi, empereur ; le second s'arrête rarement à ces dignités trop fragiles, il se fait Dieu. Les dieux que l'on rencontre dans les maisons d'aliénés appartiennent presque tous à la classe la plus pauvre. »

Dans cette forme de délire, certains malades croient posséder des richesses immenses ou occuper des positions très élevées ; ils ont la conviction qu'ils sont généraux, ministres, rois, empereurs et même dieux. L'asile de la Cellette compte au nombre de ses pensionnaires cinq ou six individus qui se figurent être les propriétaires de l'établissement ; ils donnent des ordres et invitent les visiteurs à dîner ou à se rafraîchir.

Il faut exercer une surveillance toute spéciale sur les monomanes dont l'idée dominante est le vol, l'incendie, l'homicide ou le suicide ; car ils poursuivent sans cesse la réalisation de leur idée fixe, et presque toujours ils préparent l'exécution de leur projet avec la plus grande dissimulation et une rare habileté.

Je termine ce rapide exposé en citant la *monomanie religieuse, la lycanthropie*, qui fit tant de victimes au moyen-âge, et *l'érotomanie*, cet amour pur et chaste, poussé jusqu'à la folie, qui rappelle tout ce qu'il y a de vérité dans ces beaux vers de M. de Lamartine :

> C'est toi que j'entends, que je vois,
> Dans le désert, dans le nuage,
> L'onde réfléchit ton image,
> Le zéphir m'apporte ta voix.
>
> Tandis que la terre sommeille,
> Si j'entends le vent soupirer,
> Je crois t'entendre murmurer
> Des mots sacrés à mon oreille.
>
> Si j'admire ces feux épars
> Qui des nuits parsèment le voile,
> Je crois te voir dans chaque étoile
> Qui plaît le plus à mes regards.
>
> Et si le souffle du zéphir
> M'enivre du parfum des fleurs,
> Dans ses plus suaves odeurs,
> C'est ton souffle que je respire.

3° *Démence.* — La démence a pour caractère

l'affaiblissement de la sensibilité, de l'intelligence et de la volonté. Tantôt elle est la suite des progrès de l'âge avec ou sans lésion organique du cerveau, tantôt elle succède à la manie ou à la monomanie.

Quelquefois elle n'affecte d'abord qu'un petit nombre de facultés, une seule même, la mémoire par exemple ; mais le plus souvent elle atteint dès le début l'intelligence tout entière. Dans certains cas, l'affaiblissement intellectuel est à peine sensible : il faut bien connaître le malade, et le comparer à ce qu'il a été, pour soupçonner une lésion de l'entendement. On n'aperçoit pas de lacunes dans ses idées ; mais les opérations du cerveau deviennent lentes, les phrases, surtout dans les écrits, sont souvent incomplètes ; les passions s'éteignent.

Lorsque la maladie est plus prononcée, quelques malades répètent indéfiniment le même mot, le même air ; ils adoptent un geste ou un tic. Leur visage est privé d'expression et de mobilité, leur figure est ordinairement pleine, vultueuse ou pâle, leurs yeux sont ternes et mouillés de larmes, leurs pupilles sont dilatées, leur regard est incertain, leur corps est maigre ou chargé d'embonpoint, leurs vêtements sont souvent sales, toujours désordonnés et bizarres, car ils y ajustent les objets dont ils peuvent s'emparer.

Les aliénés en démence n'ont ni désirs ni aversions, ni haine ni tendresse ; ils sont indifférents

pour les personnes qui leur étaient les plus chères ;
ce qui se passe autour d'eux ne les affecte pas ; leur
obéissance est passive, car ils n'ont pas assez d'éner-
gie pour être indociles. Cependant ils sont irascibles,
comme tous les êtres débiles, mais leur colère n'a
que la durée d'un moment.

Les fonctions de la vie organique conservent leur
intégrité. Le sommeil est ordinairement profond et
prolongé, il se renouvelle dans la journée. L'appétit
est presque toujours vorace. Il existe parfois chez
eux des moments d'excitation caractérisée par des
symptômes de manie, des hallucinations, des con-
vulsions, des attaques épileptiformes. Ces phénomènes sont éphémères et suivis d'un affaissement
extrême.

Au dernier degré, la démence amène l'abolition
presque entière de toutes les facultés. Les malades
tombent alors dans l'idiotisme le plus complet.

4° *Idiotie.* — D'après M. Esquirol, « l'idiotie est
un état dans lequel les facultés intellectuelles ou ne
se sont jamais manifestées, ou n'ont pu se dévelop-
per assez pour que l'idiot ait pu acquérir les connaissances relatives à l'éducation que reçoivent les
individus de son âge et placés dans les mêmes conditions que lui. L'idiotie commence avec la vie ou
dans cet âge qui précède l'entier développement des
facultés intellectuelles et affectives ; les idiots sont
ce qu'ils doivent être pendant tout le cours de leur

vie ; tout décèle en eux une organisation incomplète ou arrêtée dans son développement. On ne conçoit pas la possibilité de changer cet état, rien ne saurait donner aux malheureux idiots, même pour quelques instants, plus de raison, plus d'intelligence. Il ne parviennent pas à un âge avancé ; il est rare qu'ils vivent au-delà de trente ans. A l'ouverture du crâne on trouve toujours des vices de conformation. »

Dans la démence comme dans l'idiotie, il y a affaissement des facultés intellectuelles ; mais le dément est privé des biens dont il jouissait autrefois ; c'est un riche devenu pauvre ; l'idiot a toujours été dans la misère.

Depuis l'homme qui jouit de l'intelligence, mais est faiblement organisé et occupe par conséquent le dernier rang dans la vie intellectuelle et sociale, jusqu'à l'idiot qui n'a même pas d'instinct, combien de degrés ! Néanmoins, on classe les idiots en deux séries dans lesquelles ils se groupent tous. La première comprend les *imbéciles*, la seconde les *idiots*.

Chez les imbéciles, l'organisation est plus ou moins imparfaite, les facultés sensitives et intellectuelles sont peu développées ; les sensations, les idées, la mémoire, les affections, les passions, les penchants existent, mais à un faible degré. Ces malheureux sentent, pensent, parlent et sont suscepti-

bles de quelque éducation ; mais quelle qu'elle soit,
ils ne s'élèvent jamais à la hauteur de la raison.

Chez les idiots, l'organisation est incomplète, les
sens sont à peine ébauchés, la sensibilité, l'atten-
tion, la mémoire sont nulles ou presque nulles.
Leurs idées, leurs passions sont peu nombreuses et
limitées aux besoins instinctifs, qu'ils expriment par
quelques gestes, quelques mots ou par des cris. La
raison n'est pour rien dans leurs actions, qui, peu
nombreuses, se répètent par habitude ou par imita-
tion.

On désigne sous le nom de *crétins*, des imbéciles
ou des idiots, qui présentent presque toujours certaines difformités des parties extérieures. Comme
les idiots, ils sont paresseux, indolents et apathi-
ques. Quoique peu sensibles, ils sont néanmoins
gourmands et lascifs. On les distingue à leurs goîtres
volumineux, qui cependant n'existent pas toujours,
à leurs chairs molles et flasques, à leur peau flétrie,
ridée, jaunâtre ou pâle et cadavéreuse. Ils ont le
front aplati et déprimé en arrière, la figure écrasée,
souvent bouffie et violacée, les yeux chassieux,
rouges et saillants, les lèvres grosses, la bouche
béante et inondée de salive, la langue épaisse et
pendante, la mâchoire inférieure allongée. Leur taille
est petite, leurs membres sont souvent contrefaits
et presque toujours fléchis.

Telles sont les quatre grandes divisions auxquel-

les on peut rattacher les diverses formes de l'aliénation mentale ; mais il existe encore deux phénomènes, l'un intellectuel, l'autre physique, qui
viennent souvent la compliquer. Leur importance
est même quelquefois si grande, qu'ils donnent à la
folie une physionomie nouvelle et spéciale. Ce sont
l'hallucination et la *paralysie des aliénés :*

1º *Hallucination.* — L'hallucination est un phé-
nomène cérébral, qui s'accomplit indépendamment
des sens et fait croire au malade qu'il éprouve des
sensations externes, bien qu'aucun agent n'agisse
matériellement sur lui. Tout se passe dans le cerveau.

Dans *l'illusion*, il y a d'abord une impression
externe. Les sens sont actifs, mais leur sensibilité
est altérée, exaltée, affaiblie ou pervertie ; l'impression est donc fausse. Elle n'en sollicite pas moins la
réaction du cerveau ; l'effet de cette réaction étant
soumis à l'influence des idées et des passions qui
dominent la raison de l'aliéné, est lui-même anor-
mal ; aussi le fou se trompe sans pouvoir le reconnaître sur la nature et sur la cause de sa sensation
actuelle.

L'exemple suivant démontre d'une manière évidente la différence qui existe entre ces deux phénomènes : Deux malades se plaignent de ce qu'on leur
dit des injures ; l'un, lorsque aucun bruit ne se fait
autour de lui *(hallucination)* ; l'autre après qu'un

son de voix a réellement frappé son oreille (*illusion*).

Les hallucinations sont surtout fréquentes chez les monomanes; souvent même elles constituent le symptôme principal de la maladie. Elles atteignent tantôt les organes des sens, tantôt les organes intérieurs; les plus communes sont celles de l'ouïe et de la vue. Certains aliénés croient entendre des injures, des cris, des plaintes, voir des ennemis, des fantômes, des démons, souffrir les tourments de l'enfer, sentir de mauvaises odeurs, être percés de coups de poignards, frappés de coups de bâton, éprouver des saveurs désagréables, être soumis à des courants électriques ou remplis de vapeurs sulfureuses qui les étouffent, etc.

Les *visions* sont des hallucinations survenues pendant le sommeil. Ce qui les distingue des rêves ordinaires, c'est qu'elles font sur l'esprit une profonde impression et restent gravées dans la mémoire.

Il n'est pas rare de voir dans les asiles des malades atteints d'illusions aussi nombreuses et aussi variées que les hallucinations. Quelques-uns refusent de manger, parce qu'ils se figurent que leurs aliments sont mauvais ou contiennent des substances malpropres; d'autres attribuent les souffrances qu'ils éprouvent à des causes imaginaires.

M. Esquirol cite l'observation d'un général de

division, qui avait contracté des rhumatismes pendant ses campagnes : il fut atteint d'une manie furieuse. Ses dents étaient mauvaises; lorsqu'il en souffrait, il accusait le soleil d'être la cause de ses douleurs, et le menaçait d'aller l'exterminer. Quelquefois son rhumatisme se portait sur un genou; il frappait alors à grands coups sur sa jambe avec sa main fermée pour chasser le voleur qui s'y était réfugié.

Une femme lypémaniaque de la Salpétrière croyait avoir un animal dans l'estomac; elle était atteinte d'un cancer de cet organe. Une autre femme attribuait des douleurs abdominales à un régiment qui se battait dans son ventre. Une jeune fille, chaque fois qu'elle apercevait un nuage, y voyait l'aéronaute Garnerin, dont elle était éprise. Elle lui criait de venir la chercher; et, si elle eût pu le faire, elle se serait élancée vers lui. Une aliénée de Charenton poussait des cris dès qu'on la touchait du bout du doigt : *Vous me faites du mal, ne me frappez pas, ne me frappez pas,* s'écriait-elle.

D'après Plutarque, Bessus, coupable de parricide, croyait, lorsqu'il entendait le cri des hirondelles, que ces oiseaux l'accusaient. Pensant qu'il était découvert, il avoua son crime et fut puni.

Souvent je rencontre à la Cellette, dans la cour des tranquilles, un malheureux monomane. Il me prie de le faire causer avec sa femme et sa fille qui, dit-il, sont à quelques pas de lui ; et il me montre deux de ses compagnons d'infortune.

2° *Paralysie des aliénés.* — La paralysie des aliénés, qui a été étudiée avec le plus grand soin par M. Calmeil, est presque toujours liée à la démence. Lorsqu'elle se produit dans le cours de la manie ou de la monomanie, les symptômes de démence ne tardent pas à apparaître.

Elle se manifeste de trois manières différentes : tantôt, et le plus fréquemment, la lésion de l'intelligence précède celle de la myotilité ; tantôt, et le plus rarement, c'est le contraire qui a lieu ; enfin, l'une et l'autre paraissent quelquefois en même temps.

Les premiers signes de cette paralysie sont habituellement fugaces et difficiles à reconnaître. La langue est ordinairement affectée la première. Souvent on n'observe qu'un peu de gêne, qui oblige le malade à faire quelques efforts en parlant ; la voix est moins nettement articulée ; il y a hésitation, lenteur, difficulté à prononcer certains mots. D'autres fois on constate un véritable bégaiement avec tremblement des lèvres.

Au bout d'un certain temps la langue, les commissures des lèvres et les traits du visage sont déviés ; puis la parole devient presque inintelligible. La marche est difficile, mal assurée, les jambes sont demi-fléchies, les pieds traînent sur le sol, les faux pas et les chutes sont communs. Néanmoins, les bras semblent conserver toute leur force. Plus tard, la marche devient impossible, la paralysie s'étend aux membres supérieurs, au rectum, à la vessie, au pharynx, aux muscles de la déglutition, et souvent ces malheureux meurent asphyxiés par la compression des aliments sur le larynx.

Au milieu de ce désordre physique et moral, il n'est pas rare d'observer des idées de grandeur et de richesses. La paralysie des aliénés est presque toujours mortelle; on compte à peine quelques cas guéris au début.

En général, chez les aliénés, les troubles des fonctions digestives sont peu prononcés. Ordinairement l'appétit est conservé; quelquefois il est diminué; d'autres fois il est augmenté à l'excès. Certains malades sont très maigres, tandis que d'autres présentent un état d'obésité, qui peut atteindre d'énormes proportions. La circulation du sang est plus active. D'après M. Foville, le nombre moyen des pulsations est de quatre-vingt-quatre à la minute, d'après MM. Leuret et Mitivié, de quatre-vingt-deux. La sensibilité est tantôt exaltée, tantôt si obtuse que certains malades se font de profondes blessures sans paraître éprouver de douleur. Sous l'influence d'idées délirantes ou d'hallucinations, d'autres se privent de nourriture ou ne prennent qu'une nourriture insuffisante, sans ressentir d'une manière évidente

trateur provisoire; Cohadon, licencié en droit à Bourg-Lastic; Vernède, curé de Couffy.

Chaque membre de cette commission, dont les fonctions sont gratuites, est nommé pour cinq ans par M. le Préfet de la Corrèze; il peut être maintenu chaque fois que son temps d'exercice est accompli.

Dans la première séance de l'année, la commission de surveillance fixe le jour et l'heure des réunions mensuelles obligatoires. Ces réunions ont lieu dans l'intérieur de l'asile. Les séances extraordinaires, seules, peuvent être tenues au-dehors.

Les délibérations ne sont valables qu'autant que trois membres au moins assistent à la réunion.

Dans la séance ordinaire de décembre, la commission désigne, par une délibération dont copie est immédiatement adressée à M. le Préfet de la Corrèze, celui de ses membres dont le temps d'exercice est accompli (ordonnance du 18 décembre 1839, art. 2, § 1).

Dans la séance ordinaire de janvier, elle nomme son président et son secrétaire, répartit entre ses membres les attributions de surveillance à exercer par chacun d'eux sur les diverses parties du service, et désigne celui d'entre eux qui doit remplir, pendant l'année, les fonctions d'administrateur provisoire des biens des aliénés.

7

En cas d'absence ou d'empêchement, le président est remplacé par le membre le plus anciennement en fonctions ou par le doyen d'âge, s'il y a durée égale de fonctions.

Les délibérations de la commission sont transcrites sur un registre spécial, signé par les membres présents. Copie en est adressée à M. le Préfet (arrêté ministériel du 20 mars 1857).

La commission, son président ou le membre délégué, peuvent, après avoir préalablement averti le directeur, visiter à toute heure du jour les diverses parties de l'établissement. Le directeur est obligé d'assister à ces visites et de faciliter les moyens de contrôle. Le résultat de chaque visite est consigné dans le procès-verbal de la séance suivante.

La commission ne prend par elle-même aucune décision; mais elle rend compte de ses travaux à M. le Préfet de la Corrèze.

Elle est particulièrement chargée de veiller à l'exécution du règlement intérieur en ce qui concerne les malades indigents entretenus au compte des départements. Elle doit en outre : 1° Recevoir les réclamations des malades placés volontairement ou d'office, et prendre à leur égard tous les renseignements propres à faire connaître leur position; 2° signaler à l'administration les aliénés dont l'état ne lui paraîtrait pas dangereux pour l'ordre public et pour la sûreté des personnes, qui, par conséquent, pourraient être rendus sans danger à leur famille.

Le directeur et le médecin en chef n'ont pas droit d'assister aux séances; mais ils sont tenus de déférer aux invitations qui leur sont faites de se présenter devant la commission pour entendre ses observations et pour lui fournir des renseignements sur les diverses parties du service.

Le directeur et le médecin en chef lui c   muniquent les compte-rendus et les rapports t   striels qui doivent être présentés à M. le Préfet.

2o *Directeur.*

Le directeur est chargé de l'administration de l'asile et de la comptabilité.

Il ne peut apporter aucun changement à la distribution des bâtiments destinés aux aliénés ou à l'organisation des services sans l'avis de la commission de surveillance et l'autorisation de M. le Préfet de la Corrèze. Le médecin en chef donne par écrit un avis motivé toutes les fois que le changement proposé intéresse le service médical ou est de nature à exercer quelque influence sur l'état sanitaire de l'établissement.

Le directeur pourvoit sous les conditions prescrites par la loi de 1838 à l'admission et à la sortie des aliénés; il est chargé de la correspondance et de tout ce qui concerne la police de l'asile, sauf les droits réservés au médecin en chef.

Il fait tenir sous sa responsabilité :

1º Les registres prescrits par la loi du 30 juin 1838 (art. 12 et 18);

2º Les registres du mouvement de la population constatant jour par jour, mois par mois, année par année, le nombre des journées de présence pour toutes les catégories de personnes nourries dans l'établissement;

3º Le registre des décès prescrit par l'art. 80 du code civil;

4º Un registre des minutes de la correspondance;

5º Un registre matricule du personnel des fonctionnaires, employés, préposés ou servants.

Chaque jour il fait connaître au médecin en chef, avant la visite du matin, le régime alimentaire de la journée et les mets de remplacement.

Il donne avis à M. le Préfet de la Corrèze, par l'envoi de bulletins individuels, de l'entrée, de la sortie ou du décès de chaque malade.

Dans la réunion mensuelle de la commission de surveillance, il lui communique les faits principaux qui se sont accomplis pendant le mois précédent. Il met sous ses yeux le mouvement de la population et un état indiquant la suite donnée aux affaires délibérées antérieurement.

Il signale immédiatement à M. le Préfet de la Corrèze les évasions, les accidents, les tentatives ou accomplissements de meurtre ou de suicide.

Il réside dans l'établissement; en cas d'absence, un Frère, agréé par M. le Préfet de la Corrèze, est chargé de la direction provisoire de l'asile. Cette gestion ne peut pas se prolonger au-delà d'un mois, sans une autorisation spéciale.

3° *Service médical*.

De 1830 à 1847 le service médical fut confié à mon père le docteur *Longy*, qui faisait deux ou plusieurs visites par semaine, suivant le nombre ou la gravité des maladies. En 1847, l'administration supérieure exigea un médecin résidant, M. le docteur *Lepeytre* prit alors la direction du service. Il mourut en 1857 et fut remplacé par M. le docteur *Burin*.

Depuis le 1er janvier 1865, le personnel du service médical est composé ainsi qu'il suit :

Médecin en chef, le docteur *Burin* ;

Médecin adjoint, le docteur *Longy*.

Le médecin adjoint fait au moins une visite par semaine. Il seconde le médecin en chef dans ses fonctions, lui donne son avis dans les cas graves ou douteux, et le remplace lorsqu'il est absent ou empêché.

Sont attachés à ce service :

1º Un Frère surveillant;

2º Un Frère infirmier, qui dirige l'infirmerie et la pharmacie;

3º Quatre Frères et huit infirmiers.

Le médecin en chef remplit sous sa responsabilité toutes les obligations qui lui sont imposées par la loi du 30 juin 1838. Pour la délivrance des certificats que cette loi exige, il ne peut être suppléé par le médecin adjoint, que dans le cas d'absence autorisée ou d'empêchement constaté.

Il règle le mode de placement, de surveillance et de traitement des aliénés. Il désigne seul ceux qui peuvent être occupés à des travaux. Il s'assure que les employés et les gens de service ont pour les malades les égards convenables, et veille à la bonne tenue des salles et des quartiers.

Il visite chaque jour les aliénés de toute classe et de toute catégorie. Cette visite commence du 1er avril au 30 septembre à *huit* heures du matin, et du 1er octobre au 31 mars à *neuf* heures du matin. Il est accompagné par le surveillant et par un infirmier de chaque division. Il fait à quatre heures du soir une seconde visite. En cas d'accident ou de maladie grave, il est toujours à la disposition des malades.

Il tient les cahiers de visite, celui de la pharmacie et celui des notes pour les observations.

Immédiatement après la visite de chaque division, le cahier de cette division est signé par le médecin en chef et transmis au Frère économe. Après le dépouillement des prescriptions alimentaires, il est renvoyé dans la division à laquelle il se rapporte.

Le médecin en chef fait extraire du cahier de pharmacie pour le surveillant un état nominatif des ordonnances médicales, dont l'exécution est confiée aux infirmiers. Le cahier de pharmacie est signé par le médecin en chef aussitôt après la visite générale et transmis au Frère pharmacien.

Le médecin en chef rédige et tient au courant des observations individuelles, comprenant pour chaque aliéné l'indication du nom, des prénoms, de l'âge, du lieu de naissance et de domicile, de la profession, du jour de l'entrée, de la sortie ou du décès ; l'abrégé historique de la maladie, l'indication de ses causes, le mode de sa terminaison ; l'exposé sommaire du traitement, ainsi que le résultat de l'autopsie en cas de décès. Les observations terminées par la sortie ou par la mort sont réunies à la fin de chaque année et déposées aux archives.

Indépendamment du rapport semestriel prescrit par l'article 20 de la loi du 30 juin 1838, il rédige dans les trois premiers mois de l'année un compte-rendu général et détaillé et un relevé statistique du service médical pendant l'année précédente. Ce compte-rendu est adressé à M. le Préfet de la Corrèze.

Immédiatement après le décès d'un malade, le corps est porté à la salle des morts ; et l'état extérieur du corps, ainsi que le décès, est constaté par le médecin en chef. Les parents sont prévenus du décès, et il n'est pas procédé à l'autopsie, lorsqu'ils y ont formé une opposition écrite.

Les autopsies sont faites soit par le médecin en chef, soit par le médecin adjoint. Ils en dressent un procès-verbal, où ils consignent les lésions trouvées.

Le médecin en chef habite une maison située près de l'asile. Il ne peut s'absenter plus de vingt-quatre heures sans en donner avis au directeur, et plus de quarante-huit heures sans un congé de M. le Préfet de la Corrèze.

4o Pharmacie.

La pharmacie est placée dans un appartement contigu à l'infirmerie. Elle est pourvue de tous les médicaments nécessaires et tenue par un Frère sous la surveillance du médecin en chef.

Le médecin prépare ou fait préparer tous les remèdes ; il surveille la distribution de ceux qui sont dangereux. Le Frère pharmacien tient, sous le contrôle du médecin en chef et du directeur, les écritures relatives à l'approvisionnement de la pharmacie, à la préparation et à la distribution des médicaments.

5° *Surveillant et Infirmiers.*

Le surveillant et les infirmiers sont placés sous l'autorité du médecin en chef, en ce qui concerne le service médical et les fontions qu'ils ont à remplir auprès des malades.

Le surveillant est spécialement chargé : 1° de maintenir le bon ordre et la discipline ; 2° d'assister à la distribution des aliments et de veiller à ce qu'elle soit faite conformément aux prescriptions des cahiers de visite ; 3° d'assister à la distribution des médicaments et de veiller à ce que les malades les prennent en temps utile ; 4° d'assister aux communications des visiteurs avec les malades et de veiller à ce qu'il ne soit remis à ces derniers ni comestibles, ni instruments tranchants ou piquants, ni aucun autre objet, sans l'autorisation écrite du médecin en chef.

Le service de nuit comprend : 1° la veille continue d'un infirmier dans les dortoirs ; 2° des rondes spécialement confiées au surveillant. En outre, les infirmiers couchent dans les dortoirs.

Le droit d'ordonner des moyens de contrainte appartient exclusivement aux médecins. Si, dans un intérêt de sûreté, les infirmiers se trouvent forcés de recourir d'urgence à l'un de ces moyens, ils doivent en rendre compte immédiatement au surveillant, qui est tenu d'en informer, dans le plus bref délai, le médecin en chef.

Il est expressément défendu au surveillant et aux infirmiers d'infliger aux malades quelque punition que ce soit, et de rien changer au régime qui leur est attribué par le règlement ou qui leur est prescrit par le médecin.

6o *Service religieux.*

M. l'abbé *Beaussier*, approuvé par Mgr l'Evêque de Tulle, est chargé du service religieux : il est assisté dans ces fonctions par M. l'abbé *Breuil.*

Les aumôniers célèbrent la messe tous les jours ; les vêpres, saluts et exercices d'usage dans l'établissement, les dimanches et jours de fête.

L'heure des messes est fixée à six heures et à neuf heures pour les dimanches et les jours de fête ; à cinq et à six heures pour les jours non fériés.

Les aumôniers administrent les secours spirituels aux malades et aux employés qui les réclament. Tous les autres exercices particuliers et extraordinaires ne peuvent avoir lieu que du consentement du directeur.

Les aliénés ne sont admis aux offices ou aux exercices religieux qu'avec la permission du médecin en chef.

Avant de communiquer avec les malades, les aumôniers prennent auprès du médecin les indications nécessaires ; ils s'abstiennent de toutes relations avec eux, dans le cas où le médecin déclare que leur présence peut leur être préjudiciable.

7° *Admissions, Sorties, Décès, Prix des Pensions.*

Le directeur et le médecin en chef se conforment aux dispositions de la loi du 30 juin 1838, qui règlent les formalités relatives à l'admission, au séjour et à la sortie des aliénés.

Les aliénés placés par l'autorité, sur la présentation de l'ordre de placement, et les aliénés placés par les familles, sur la justification des formalités légales et réglementaires, sont admis dans l'asile à toute heure du jour et de la nuit.

Au moment de l'admission, le médecin en chef, ou, à son défaut, le médecin adjoint, rédige le bulletin médical d'admission, visite le malade, désigne la division où il doit être placé et lui donne les premiers soins.

Les pensionnaires entretenus par les familles sont divisés en quatre classes. Les prix des pensions sont les suivants :

	par jour		par an	
1re classe........	3 fr.	»	1095 fr.	»
2e classe........	2	»	730	»
3e classe........	1	»	365	»
4e classe........	0	82	299	30

Cette dernière catégorie forme avec les aliénés entretenus au compte des départements la classe du régime commun.

Les prix de pension de la Céllette sont de beaucoup inférieurs à ceux des asiles appartenant à des sociétés civiles; cependant les malades y sont aussi bien soignés. Pour la quatrième classe, par exemple, la pension est seulement de 82 centimes par jour, tandis que dans la plupart des maisons d'aliénés, elle varie de 1 fr. 15 à 1 fr. 50. Cette différence tient à ce que dans beaucoup d'asiles, il faut donner chaque année un dividende aux actionnaires, et payer tous les employés, depuis le directeur jusqu'aux infirmiers : De là des frais généraux considérables.

Les bâtiments de la Cellette appartiennent à la congrégation, et n'exigent que des frais d'entretien; peu d'employés sont payés, et leurs traitements sont minimes ; enfin le directeur et les frères, qui se dévouent avec tant de charité au service des malades, ne réclament pour tout salaire qu'une nourriture frugale et quelques modestes vêtements.

Les pensions se paient d'avance par trimestre ou par mois. Tout mois commencé est dû en entier. En cas de sortie ou de décès du pensionnaire, les sommes qui auraient été payées d'avance sont remboursées, déduction faite du mois échu ou commencé.

Les frais de pension des aliénés au compte des

départements sont acquittés par trimestre échu, et d'après le nombre réel des journées de présence.

Chaque pensionnaire est tenu d'apporter en entrant un trousseau convenable, qui est entretenu aux frais de la famille, et lui est remis dans l'état où il se trouve à la sortie ou au décès du pensionnaire. Si ce trousseau n'est pas retiré dans les six mois, qui suivent la sortie ou la notification du décès, il devient la propriété de l'asile.

Des abonnements peuvent être faits à toute époque : 1o Pour un infirmier attaché au service particulier d'un malade; 2o Pour l'entretien du trousseau, qui doit préalablement être mis en bon état, et inventorié par le Frère chargé de la lingerie.

Le prix d'abonnement pour l'entretien du trousseau varie suivant la classe de la pension, savoir :

Pour la 1re classe, 150 fr. par an.
Pour la 2e classe, 120 fr. par an.
Pour la 3e classe, 100 fr. par an.
Pour la 4e classe, 80 fr. par an.

Ces abonnements sont payés de la même manière et aux mêmes époques que la pension.

Le chauffage et l'éclairage des chambres particulières sont payés en sus du prix de la pension, en raison des fournitures faites et aux prix déterminés d'avance entre le directeur et les familles.

Les vêtements, linge et objets divers appartenant

aux aliénés entretenus par les départements, sont inventoriés au moment de l'admission et déposés dans un magasin spécial, pour leur être rendus au moment de la sortie. En cas de décès, les effets mobiliers servant à leur usage personnel deviennent la propriété de l'établissement ; les autres effets mobiliers appartiennent aux héritiers légitimes, ou au domaine de l'État en vertu des articles 731, 767 et 768 du code civil.

Si, au moment de la sortie d'un malade entretenu au compte des départements, les objets d'habillement, qui doivent lui être remis sont insuffisants, l'administration de l'asile les remplace ou les complète.

Les aliénés dont la sortie est permise ou ordonnée, ne sont remis qu'aux ayants droit sur leur personne, ou à leurs représentants dûment autorisés. Ne sont également remis qu'aux ayants droit ou à leurs mandataires, et seulement sur décharge écrite, les objets de toute nature appartenant aux malades sortants.

Lorsqu'un aliéné meurt, le directeur en donne avis dans les vingt-quatre heures, à M. le Maire de Monestier-Merlines. Il fait inscrire sur un registre spécial les détails et les renseignements nécessaires à la rédaction de l'acte de décès ; le médecin en chef rédige un procès-verbal du décès, qui est transcrit sur le registre légal à la suite des annotations mensuelles.

Les frais d'inhumation des pensionnaires à la charge des familles sont réglés entre elles et le directeur. Les départements paient pour chaque enterrement, une indemnité de 3 fr.

8° *Régime alimentaire.*

Le régime alimentaire varie suivant le prix de la pension. Il est *gras* les dimanche, lundi, mardi, mercredi et jeudi ; *maigre* les vendredi et samedi. Pendant le Carême le régime du mercredi est maigre. Les abstinences du Carême et des Vigiles ne sont pas imposées aux aliénés, et ne sont autorisées, sur leur demande, que d'après la prescription écrite du médecin en chef.

Chaque division a un réfectoire, où les malades prennent leurs repas en commun. Il arrive quelquefois cependant que, sur l'ordre du médecin, certains aliénés mangent isolément. Les pensionnaires des trois premières classes ont des tables spéciales. Le régime alimentaire n'est modifié individuellement que, d'après l'ordonnance du médecin, dans les limites tracées par le tableau des mets de remplacement du jour.

Les malades font trois repas par jour, aux heures suivantes :

	Été.	Hiver.
1° Déjeuner........	7 h. du m.	7 h. 1/2 m.
2° Dîner...........	10 h. 1/2 m.	Midi.
3° Souper........	5 h. du s.	4 h. 1/2 s.

Le régime des trois premières classes et celui de l'infirmerie se composent de pain blanc, de bouillon, de lait, de café au lait, de chocolat, de viande de boucherie, de volaille, de gibier, de poisson, de légumes, de beurre, de fromage, de confitures, de fruits, de pâtisserie et d'une quantité de vin prescrite à chaque malade par le médecin en chef.

Le régime de la quatrième classe est le suivant :

I. — POUR LA JOURNÉE.

1° Pain de froment (2ᵉ qualité), pour soupe, 120 grammes ;

2° Pain de froment (2ᵉ qualité), pour ration, 650 grammes ;

3° Vin mêlé d'eau dans la proportion d'un tiers de vin et deux tiers d'eau, 45 centilitres.

Une ration supplémentaire de 120 grammes de pain et de 20 centilitres de vin ou de 50 centilitres de bière ou de cidre est attribuée, sur l'avis du médecin, aux malades employés à des travaux pénibles. Le pain de ration et la soupe sont, du reste, donnés à discrétion à tous les aliénés.

II. — DÉJEUNER.

Bouillon gras ou maigre, ou bouillon mêlé avec du lait, pour soupe, 50 centilitres.

III. — DINER.

Jours gras.

1º Pain à discrétion et ration de vin ;
2º Bouillon gras pour soupe, 45 centilitres ;
3º Viande bouillie; 150 grammes.

Jours maigres.

1º Pain à discrétion et ration de vin ;
2º Bouillon maigre pour soupe, 45 centilitres ;
3º Légumes secs, 36 centilitres ;
   Ou légumes frais, 440 grammes ;
   Ou pommes de terre, 600 grammes ;
   Ou poisson salé, 150 grammes.

IV. — SOUPER.

Jours gras.

1º Pain à discrétion et ration de vin ;
2º Légumes secs, 20 centilitres ;
   Ou légumes frais, 240 grammes ;
   Ou pommes de terre, 360 grammes ;
   Ou riz, 200 grammes ;
3º Fromage, 40 grammes ;
   Ou pruneaux, 15 centilitres.

Jours maigres.

1º Pain à discrétion et ration de vin ;
2º Légumes secs, 20 centilitres ;
   Ou légumes frais, 240 grammes ;

8

Ou pommes de terre, 360 grammes ;

3° Fromage, 40 grammes ;

Ou pruneaux, 15 centilitres.

Les quantités indiquées sont celles qui existent après la préparation. Les légumes sont préparés au gras ou au maigre, suivant que le régime du jour est lui-même gras ou maigre. Le service de table est en fer battu étamé et en métal.

Le directeur constate chaque jour par un bulletin officiel : 1° le nombre des individus à nourrir dans les diverses catégories, d'après l'état de la population ; 2° le régime alimentaire du jour, comprenant pour chaque classe le régime ordinaire et les mets de remplacement ; 3° les régimes spéciaux et le nombre des malades qui y prennent part. Une copie de ce bulletin est remise au médecin en chef, une autre est envoyée à la cuisine.

La distribution des aliments a lieu conformément : 1° au bulletin du directeur ; 2° au relevé des cahiers de visite indiquant les modifications individuelles prescrites par le médecin ; 3° aux allocations réglées par le tarif du régime alimentaire.

9° *Coucher.*

Les lits des aliénés du régime commun sont en fer, excepté ceux des épileptiques et des malpropres. Ils se composent d'une paillasse, d'un matelas, d'un traversin de laine, de deux couvertures, l'une de coton pour l'été, l'autre de laine pour l'hiver, et d'une courte-pointe piquée.

Les lits des malpropres ont un fond garni en zinc, formé de quatre plans inclinés vers un orifice central ouvrant sur un tiroir à cuvette. Ceux des agités sont solidement fixés au sol; leurs fournitures sont appropriées à l'état des aliénés.

Les lits de l'infirmerie sont composés d'une paillasse, de deux matelas, d'un traversin de laine et d'un oreiller de plumes. Le nombre des couvertures varie suivant les besoins des malades.

Il y a pour chaque lit un vase de nuit en poterie vernissée. Les vases de nuit des cellules sont en métal.

10° *Habillement, Soins de propreté.*

Le vestiaire et la lingerie occupent, au 2° étage du grand bâtiment, une vaste salle de 24 mètres de longueur, sur 7 mètres de largeur et 3 mètres 80 de hauteur. Ils sont approvisionnés de manière à fournir à chaque aliéné du régime commun :

1° *Chaque semaine :* une chemise, un mouchoir, une paire de bas ou de chaussettes ;

2° *Chaque quinzaine :* une cravate et un bonnet de nuit ;

3° *Chaque mois :* une paire de draps de lit, une

veste, un gilet et un pantalon de toile *pendant l'été ;*

4° *Tous les trois mois :* un pantalon, un gilet et une veste d'étoffe *pendant l'hiver.*

Les souliers, les sabots, les casquettes et les chapeaux sont renouvelés toutes les fois qu'il est nécessaire. Les objets détruits ou souillés sont immédiatement remplacés.

Les vêtements et les couvertures d'hiver sont distribués *le 1er novembre,* les vêtements et les couvertures d'été sont donnés *le 19 mai.* Toutefois, la rigueur de la température peut faire varier ces époques.

Tous les aliénés prennent dans le cours de l'année six bains de pieds au moins et plusieurs bains généraux.

Chacun d'eux a pour son usage privé deux peignes. On lui fait la barbe toutes les semaines, et on lui coupe les cheveux tous les trois mois.

11° *Travail et pécule.*

Le travail est institué dans l'asile comme moyen de traitement et de distraction.

Le médecin en chef désigne seul les aliénés qui doivent y prendre part, et le genre d'occupation auquel ils peuvent être employés. Il veille toujours à ce que les travaux soient proportionnés aux forces

des malades. Aucun aliéné n'est occupé habituellement à des travaux qui consistent exclusivement
dans l'emploi de la force musculaire, tels que mise
en mouvement de pompes, manèges, etc. Jamais ils
ne sont loués à des tiers.

Le travail comprend :

1° Les travaux relatifs aux services généraux;

2° Les travaux de culture, de jardinage et de ter-
rassement;

3° Les travaux de couture et de blanchissage.

4° Les travaux relatifs à l'entretien des bâtiments
et du mobilier;

5° Les travaux divers.

Le produit du travail appartient à l'établissement;
néanmoins une indemnité *d'un centime* par heure
est accordée aux aliénés entretenus par les départements. La journée de travail est de dix heures au
maximum.

Les surveillants constatent chaque jour sur un
carnet le nombre d'heures réellement employées par
chaque aliéné. Le total est additionné tous les mois
pour chaque travailleur et porté nominativement
à son crédit, sur un registre spécial nommé *registre
de pécule*. Le produit en est accumulé jusqu'à con-
currence de la somme de *dix francs*, réservée à
titre de *pécule éventuel de sortie*. Tout aliéné au
compte des départements, qui a travaillé, a droit,

s'il sort pour cause de guérison, à la somme de *dix francs*, quelque soit le temps pendant lequel il a été occupé.

Il n'est fait emploi au profit de l'aliéné d'aucune somme provenant de la rémunération de son travail, avant que son pécule ait atteint dix francs. Lorsque ce chiffre est dépassé, il peut disposer pour lui-même ou pour quelque membre de sa famille, avec l'approbation du médecin en chef et sur l'ordre du directeur, de la somme qui excède le montant du pécule éventuel de sortie.

En cas de décès, le pécule de l'aliéné travailleur appartient à l'asile. Il en est de même des objets qu'il a pu acquérir au moyen de son travail.

12° *Occupations intellectuelles et distractions.*

Des occupations intellectuelles et des distractions au moyen de livres et de jeux sont assurées aux aliénés, qui y prennent part, sur la désignation du médecin en chef et sous la surveillance des infirmiers, lorsqu'il s'agit d'exercices corporels. Il est interdit de jouer de l'argent.

Les aliénés entretenus par les départements, qui au moment de leur entrée sont reconnus avoir l'habitude du tabac, reçoivent gratuitement par jour *six* grammes de tabac en poudre, ou *huit* grammes de tabac à fumer.

Du tabac, en quantité déterminée par suite de convention, est fourni aux pensionnaires sur la demande et aux frais de leurs familles.

Il n'est pas permis aux aliénés d'avoir à leur disposition des moyens de faire du feu. Ils ne peuvent fumer qu'à des heures déterminées et sous la surveillance des infirmiers.

13° *Visites et sorties.*

Les parents et les amis des aliénés ne peuvent les visiter qu'avec la permission écrite du médecin en chef, qui doit être soumise au visa du directeur. Les visites ont lieu au parloir en présence du surveillant ; néanmoins, dans des cas exceptionnels de convenance ou de nécessité reconnus par le médecin et le directeur, elles peuvent être faites dans les divisions ou dans les chambres des pensionnaires. Leur durée est limitée à un temps déterminé dans la permission du médecin. Elles cessent immédiatement, toutes les fois qu'elles agitent les malades.

Les visiteurs sont reçus tous les jours de neuf à dix heures du matin et de deux à trois heures du soir.

Aucun aliéné, excepté quelques tranquilles employés de temps en temps à faire des commissions, ne peut se promener extérieurement sans être accompagné par un infirmier ou avoir été confié à un parent ou à un ami, qui en prend la responsabilité au seuil de l'établissement. L'autorisation de sortie, délivrée par le médecin et visée par le directeur, mentionne le nom de la personne qui accompagne ou reçoit le malade et détermine la durée de l'absence.

Le directeur transmet au moins une fois par mois aux familles qui le demandent, des bulletins rédigés par le médecin en chef et constatant l'état physique et moral des pensionnaires.

14° *Emploi de la journée.*

Du 15 avril au 31 octobre, les aliénés se lèvent à *cinq heures et demie* du matin et se couchent de *huit à neuf* heures du soir. Du 1er novembre au 14 avril, ils se lèvent à *six* heures du matin et se couchent de *six à sept* heures du soir.

Une demi-heure est consacrée chaque matin, immédiatement après le lever, à la toilette et aux soins de propreté.

Le travail commence à *huit* heures du matin en hiver et à *sept heures et demie* en été. Il cesse à *dix* heures pour être repris de *midi et demi* à *quatre* heures du soir. Pendant les grandes chaleurs, les malades exposés au soleil travaillent dans l'après-midi de *deux* à *quatre* heures et de *cinq* à *six* heures.

La prière du matin avant le travail, celle du soir avant le coucher, et les prières avant et après les repas sont faites à haute voix dans chaque division par un infirmier ou par un aliéné.

La durée de chaque repas et de la récréation, qui vient après, est *d'une heure et demie*, une récréation *d'une heure* précède toujours le coucher.

15° *Dispositions générales.*

Du 15 avril au 31 octobre, la porte de l'asile est ouverte à *cinq* heures du matin et fermée à *huit heures et demie* du soir. Du 1er novembre au 14 avril elle est ouverte à *sept* heures du matin et fermée à *neuf* heures du soir.

Les personnes étrangères à l'établissement ne sont admises à le visiter qu'avec l'autorisation et sous la responsabilité du directeur, à moins qu'elles ne soient accompagnées par le médecin en chef. Aucun étranger n'est autorisé à se mettre en rapport avec les malades.

Toute introduction de comestibles, de boissons spiritueuses, d'instruments tranchants ou piquants, de livres, de journaux et d'objets susceptibles d'un emploi dangereux ou nuisible est rigoureusement interdite, excepté lorsque le directeur juge devoir l'autoriser.

Les aliénés ne peuvent avoir d'argent à leur disposition qu'avec la permission du médecin en chef et du directeur.

Il est défendu à toutes les personnes attachées au service administratif ou médical de l'asile de recevoir, sous aucun prétexte, aucune somme d'argent, soit comme rémunération de services rendus, soit comme dépôt pour l'usage des pensionnaires. Le directeur reçoit seul les dépôts d'argent.

Toute requête ou réclamation adressée par les malades à l'autorité administrative ou judiciaire ne peut être supprimée ou retenue par le directeur ou par les autres employés, sous les peines édictées par la loi du 30 juin 1838.

VII

Statistique médicale de l'asile.

Vers la fin de 1830, cinquante aliénés séquestrés dans l'hospice de Riom (Puy-de-Dôme), furent conduits à la Cellette. De 1831 à la fin de 1835 le nombre des admissions s'éleva à 90, savoir :

Aliénés venant du Puy-de-Dôme....	34
— de la Corrèze.........	7
— de la Haute-Vienne..	5
— du Tarn.............	9
— de l'Allier..........	5
— du Cantal...........	2
— de la Haute-Loire....	2
— de l'Aveyron........	4
— de la Creuse........	10
— du Lot.............	1
— de la Manche.......	1
— de la Lozère........	10
Total...........	90

7   étaient entretenus par l'Etat.

49   —   par les départements.

32   —   par les familles.

2   —   par l'asile.

_____

90

Le prix de la pension variait de 180 à 600 fr. La population moyenne était alors de 65 malades; elle arrivait à 120 en 1844, à 148 en 1847 et à 167 en 1851.

Mouvement de la population depuis le 1er janvier 1861, jusqu'au 1er janvier 1873.

Présents le 1er janvier		Admissions pendant l'année.	Sorties par guérison, décès, ou autres causes.	Population moyenne.
1861	191	60	51	195
1862	200	47	31	208
1863	216	44	44	216
1864	216	49	37	222
1865	228	41	22	237
1866	247	43	40	248
1867	250	67	49	250
1868	268	63	44	277
1869	287	70	51	296
1870	306	48	48	306
1871	306	48	49	305
1872	305	70	64	308
1873	311			

Le 1er janvier 1873 les malades présents dans l'asile se divisaient ainsi :

Aliénés à la charge de la Corrèze... 105 ⎫

   —   du Puy-de-Dôme 197 ⎬ 311

   —   des familles.... 7 ⎪

   —   de l'Etat....... 2 ⎭

Il résulte de ce tableau que la population de l'asile, qui était de 191 aliénés le 1er janvier 1861, s'est élevée à 311 le 1er janvier 1873. Elle a augmenté de 120 en treize années. C'est un accroissement de 62,83 pour 100 pendant la période entière et de 4,83 pour 100 par an.

Etat civil des aliénés admis depuis le 1er janvier 1862 jusqu'au 1er janvier 1871.

		Proportion sur 100.
Mariés..............	128	27,119
Veufs...............	20	4,237
Célibataires..........	315	66,737
État civil inconnu......	9	1,907
TOTAL........	472	100,000

En France, le dénombrement de la population au-dessus de quinze ans (avant cet âge la folie est excessivement rare), donne pour le sexe masculin les résultats suivants :

Célibataires.............	39,01	
Mariés................	54,44	p. 100 hab.
Veufs................	6,52	

La proportion des célibataires admis dans l'asile, de 1862 à 1871 est de 66,737 pour 100. Il faut en conclure avec quelques médecins aliénistes que le célibat est une prédisposition à l'aliénation mentale. En effe' la solitude, l'absence des soins, des affections, des joies de la famille, laissent le célibataire désarmé contre les épreuves de la vie. Lorsque le malheur vient le frapper, il se livre tout entier à ses sombres pensées, se nourrit en quelque sorte de sa douleur et en subit fortement les atteintes. Sa raison s'égare alors plus facilement que celle de l'homme qui, dans les mêmes conditions, reçoit les consolations de sa femme et de ses enfants, et puise dans sa position de père et d'époux, la force, la résignation et le courage nécessaires.

Néanmoins, il ne faut pas exagérer cette influence, car par suite de sa solitude et de son isolement, le célibataire atteint de folie est forcé de se réfugier dans un asile ; tandis que l'homme marié peut recevoir dans sa famille les soins que réclame son état.

Degré d'instruction des aliénés admis depuis le 1er janvier 1862 jusqu'au 1er janvier 1871.

		Proportion sur 100.
Sachant lire et écrire....	150	31,780
Instruction plus élevée..	24	5,085
— nulle	268	56,779
— inconnue....	30	6,356
Total.........	472	100,000

La plupart des aliénés admis à la Cellette appartiennent à la classe pauvre. L'enseignement primaire n'a pris un grand développement en France que

depuis 1855 ; à cette époque presque tous les malades actuels avaient dépassé l'âge où on fréquente
l'école. Il est donc impossible de déterminer ici
l'action de l'ignorance et de l'instruction primaire
sur la production de l'aliénation mentale.

*Aliénés classés par genre de maladie, existant dans
l'asile le 1er janvier.*

	1870	1871	1872	1873
Fous. — Manie, Monomanie, Démence.	282	283	278	284
Idiots. — Idiotie, Crétinisme.	24	23	27	27
TOTAL.....	306	306	305	311

En prenant la moyenne des quatre années on
trouve la proportion suivante :

Folie...................... 91,775 ⎫ p. 100
Idiotie.................... 8,225 ⎭

Age des aliénés existant dans l'asile le 1er janvier.

	1870	1871	1872	1873	Proportion sur 100 pour les 4 années.
Au-dessous de 15 ans	1	1	1	2	0,406
De 15 à 20 ans......	5	4	3	1	1,066
De 20 à 25 ans......	10	14	18	15	4,641
De 25 à 30 ans......	32	33	30	32	10,312
De 30 à 35 ans	49	48	49	52	16,123
De 35 à 40 ans......	51	49	53	54	17,101
De 40 à 50 ans......	77	78	81	74	25,487
De 50 à 60 ans......	46	42	41	52	14,983
De 60 à 70 ans......	21	26	15	23	6,921
De 70 et au-dessus..	11	11	8	6	2,930
Ages inconnus......	»	»	»	»	»
TOTAL.....	306	306	305	311	100,000

En divisant en trois périodes l'âge des aliénés, on trouve les proportions suivantes :

Au-dessous de 25 ans......... 6,113
De 20 à 50 ans.............. 69,053 } p. 100
De 50 ans et au-dessus... 24,834

La folie est donc rare au-dessous de vingt-cinq ans, commune de vingt-cinq à cinquante ans, et moins fréquente au-dessus de cet age. La vieillesse prédispose cependant à la perte de la raison, et si nous trouvons chez les vieillards une proportion inférieure en apparence, c'est parce que dans la société ils sont moins nombreux que les adultes, et que l'aliénation mentale abrège l'existence.

Nombre des aliénés guéris de 1861 à 1872.

	Population moyenne.	Nombre de guérisons par an.	Proportion sur 100.
1861	195	11	5,64
1862	208	13	6,25
1863	216	9	4,16
1864	222	10	4,50
1865	237	11	6,75
1866	248	13	4,43
1867	259	16	5,02
1868	277	18	6,50
1869	296	13	4,39
1870	306	11	3,60
1871	305	17	5,57
1872	308	22	7,14
Total des guérisons.		164	

La moyenne des guérisons obtenues pendant ces douze années est de 5,33 p. 100. Trente-huit malades ont en outre éprouvé dans leur état une amélioration durable, qui a permis de leur rendre la liberté, ce qui porte à deux cent deux le nombre des aliénés qui ont pu rentrer dans leurs familles. Plusieurs ont éprouvé une amélioration passagère, bientôt suivie de rechute; d'autres enfin ont vu leur état rester stationnaire ou s'aggraver.

La proportion des guérisons obtenues est une moyenne mathématique pour l'ensemble des malades séquestrés dans l'asile ; mais elle n'existe plus, lorsqu'elle s'applique séparément aux aliénés de la Corrèze et à ceux du Puy-de-Dôme. D'après le tableau qui précède, cette proportion est de 5,33 p. 100 ;

soit 15,99 p. 300. Les malades de la Corrèze sont au nombre de cent environ, ils fournissent cependant les deux tiers des guérisons : Pour eux la moyenne est donc de 10,66 p. 100 ; tandis qu'elle se réduit à 2,665 p. 100, chez les aliénés du Puy-de-Dôme, dont le nombre s'élève à deux cents. Cette grande différence tient à ceci : les malades de la Corrèze arrivent directement à la Cellette ; ceux du Puy-de-Dôme, au contraire, afin de leur éviter les fatigues du voyage, sont placés provisoirement dans l'asile de Clermont, qui appartient à la congrégation. Si leur maladie offre des chances de guérison, ils subissent d'abord un traitement, et ne sont dirigés sur l'asile de la Cellette qu'au bout de quelques semaines ou de quelques mois, lorsqu'ils sont considérés comme presque incurables.

Si les aliénés du Puy-de-Dôme étaient, comme ceux de la Corrèze, conduits dès le début à la Cellette, le nombre des guérisons s'élèverait aussi chez eux à 10,66 p. 100 : proportion au-dessus de la moyenne générale des établissements de France, qui est de 8,43 p. 100.

Il existe encore une autre considération relative à tous les asiles, qui reçoivent des aliénés à la charge des départements. Ces malades appartiennent à des familles pauvres ; ils ne sont séquestrés que lorsqu'ils sont dangereux pour la société. Leur traitement ne commence donc le plus souvent que longtemps après l'apparition des premiers symptômes. De là, une diminution notable dans les chances de guérison, car la folie est surtout curable à son début.

Age des aliénés dans le mois de leur guérison.
(Depuis le 1er janvier 1862 jusqu'au 1er janvier 1871.)

	1862	1863	1864	1865	1866	1867	1868	1869	1870	Total
Au-dessous de 15 ans......	»	»	»	»	»	»	»	»	»	»
De 15 à 20 ans.	2	1	1	»	1	1	2	»	»	8
De 20 à 25 ans.	2	2	»	6	»	3	3	1	1	18
De 25 à 30 ans.	»	1	»	»	2	1	4	4	5	17
De 30 à 35 ans.	1	»	2	7	2	1	4	2	3	22
De 35 à 40 ans.	1	1	2	»	»	3	2	1	1	11
De 40 à 50 ans.	5	2	4	2	4	2	2	2	1	24
De 50 à 60 ans.	1	2	1	1	2	1	»	1	»	9
De 60 à 70 ans.	1	»	»	»	»	1	1	2	»	5
De 70 ans et au-dessus......	»	»	»	»	»	»	»	»	»	»
Ages inconnus..	»	»	»	»	»	»	»	»	»	»
TOTAL...	13	9	10	16	11	13	18	13	11	114

Dans l'asile de la Collette aucune guérison n'a été obtenue chez les malades âgés de moins de quinze ans, car ils sont tous atteints d'idiotie, et sont, par conséquent, incurables. En comparant ce tableau avec celui qui indique l'âge des aliénés traités dans l'établissement, on trouve que le nombre des guérisons est surtout considérable dans la jeunesse, qu'il diminue à mesure que les aliénés avancent dans la vie, et qu'il est nul dans l'extrême vieillesse.

Du 1er janvier 1862 au 31 décembre 1870, 49 aliénés ont été admis pour cause de rechute, savoir :

Année.	Nombre des admis.
1862......................	5
1863....................	3
1864....................	4
1865....................	4
1866....................	5
1867....................	5
1868....................	8
1869....................	6
1870....................	9
TOTAL...	49 soit en

moyenne 5,333 par an.

Il y a eu dans cette période 472 admissions; ce qui donne 10,384 malades rechutés sur 100 admis.

Ces aliénés se classent ainsi :

1º Malades venant d'autres établissements..	34
2º Malades sortis de la Cellette..........	15
Total..........	49

Nous trouvons pendant la même période :

1º Aliénés sortis guéris................	114
2º Aliénés sortis par suite d'amélioration...	29
Total..........	143

Il en résulte que la proportion des rechutes pour les malades sortis de l'asile est de 10,489 sur 100 guérisons.

Nombre des aliénés décédés

(De 1861 à 1872).

Années.	Population moyenne.	Nombre des décès.	Proportion sur 100.	Moyenne générale sur 100.
1861	195	34	17,94	
1862	208	16	7,69	
1863	216	28	12,96	
1864	222	22	9,91	
1865	237	13	5,48	
1866	248	17	6,85	10,35
1867	259	25	9,65	
1868	277	17	6,13	
1869	296	37	12,50	
1870	306	28	9,15	
1871	305	30	9,83	
1872	308	38	12,33	
TOTAL.	»	305	»	

La proportion annuelle des décès est seulement de 10,35 0/0 ; tandis qu'elle s'élève à 15,52, comme moyenne générale de tous les asiles de France, à 24,29 dans l'asile du comté de Lancaster, à 17,87 dans celui de Wakefield et à 12,56 dans celui d'Hanwel (Angleterre).

Elle serait moindre encore si tous les aliénés du Puy-de-Dôme étaient conduits directement à la Cellette; car, ainsi que je l'ai déjà mentionné, l'asile ne reçoit de ce département que des malades presque incurables : de là, diminution dans le nombre guérisons et augmentation proportionnelle dans le nombre des décès.

Age des aliénés dans le mois de leur décès.

(Du 1er janvier 1862 au 1er janvier 1871.)

	1862	1863	1864	1865	1866	1867	1868	1869	1870	Total
Au-dessous de 15 ans......	»	»	»	»	»	1	»	»	»	1
De 15 à 20 ans.	1	2	»	»	2	»	»	1	1	7
De 20 à 25 ans.	1	1	2	2	»	»	3	3	»	12
De 25 à 30 ans.	»	2	1	3	»	2	1	2	1	12
De 30 à 35 ans.	4	6	2	2	2	3	1	3	5	28
De 35 à 40 ans.	4	3	3	3	4	1	4	3	7	32
De 40 à 50 ans.	2	5	7	»	5	6	2	9	4	40
De 50 à 60 ans.	4	5	6	1	4	10	2	8	5	45
De 60 à 70 ans.	»	3	»	1	»	2	»	6	4	16
De 70 ans et au-dessus......	»	1	1	1	»	»	4	2	1	10
Ages inconnus..	»	»	»	»	»	»	»	»	»	»
Total...	16	28	22	13	17	25	17	37	28	203

Si on classe en trois périodes l'âge des aliénés au moment de leur décès, on trouve :

Aliénés décédés.	Nombre de décès.	Proportion sur 100.
Au-dessous de 25 ans....	20	9,65
De 25 à 50 ans	112	55,27
De 50 ans et au-dessus...	71	35,08
Total........	203	100

La moyenne annuelle des décès est de 10 0/0 environ, soit 100 décès sur 1,000 malades. En prenant ce dernier chiffre comme population normale de la Collette, on arrive, d'après le tableau de l'âge des aliénés existant dans l'asile, aux résultats suivants :

Sur 1,000 malades.

POPULATION.		Nombre des décès.	Proportion sur 100.
Au-dessous de 25 ans...	61,13	9,65	41,50
De 25 à 50 ans.........	690,53	55,27	21,15
De 50 ans et au-dessus..	248,34	35,08	37,26
TOTAL.......	1000	100	100

La proportion des décès est surtout considérable avant vingt-cinq ans. Elle diminue de près de moitié entre vingt-cinq et cinquante ans; puis elle augmente de nouveau au-dessus de cet âge.

Décès par mois pendant les années

	1862	1863	1864	1865	1866	1867	1868	1869	1870	Total
Janvier........	»	»	2	1	»	2	1	3	5	14
Février........	»	»	2	»	3	2	3	4	3	15
Mars..........	1	2	1	2	2	1	1	5	3	18
Avril.........	1	1	3	2	»	»	3	4	6	20
Mai...........	»	2	»	2	1	2	2	»	1	12
Juin..........	3	»	1	2	3	»	1	3	3	16
Juillet........	2	2	1	1	1	4	»	5	2	17
Août..........	5	5	1	1	2	3	»	5	1	23
Septembre	1	6	3	1	3	2	2	2	3	22
Octobre........	»	7	3	»	»	2	2	2	»	16
Novembre......	2	1	4	»	»	5	2	2	1	17
Décembre......	1	2	1	2	2	2	»	1	2	13
TOTAL...	16	28	22	13	17	25	17	37	28	203

En groupant ces résultats par saisons climatériques, afin d'apprécier leur influence sur la mortalité des aliénés, on constate :

Pendant l'hiver (décembre, janvier, février)........................... 42 décès.

Pendant le printemps (mars, avril, mai) 50

Pendant l'été (juin, juillet, août).... 56

Pendant l'automne (septembre, octobre, novembre)..................... 55

Total......... 203 décès.

L'hiver est la saison qui fournit le moins de décès; leur nombre augmente au printemps, et atteint en été un maximum qu'il conserve pendant l'arrière saison. Il n'en est pas de même dans la plupart des asiles et pour la population totale de la France, où la mortalité s'accroît en hiver et au printemps.

La Cellette est aujourd'hui l'établissement hospitalier le plus considérable de la Corrèze. Son importance va sans cesse en augmentant, car malheureusement la folie devient plus commune de jour en jour. La congrégation de Sainte-Marie est décidée à y faire construire une maison de santé pour les femmes. Quelques difficultés se sont opposées jusqu'à présent à l'exécution de ce projet; nous devons espérer qu'elles seront bientôt aplanies. L'asile recevra alors un nouveau développement, et comme toutes les économies sont employées chaque année à améliorer les divers services, il pourra rivaliser un jour avec les établissements de France les mieux tenus.

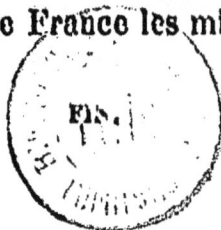

FIN.

TABLE DES MATIÈRES

TULLE. — IMPRIMERIE E. CHAUFFON. — 1873 n.

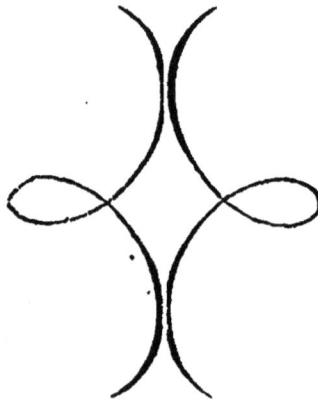

www.ingramcontent.com/pod-product-compliance
Lightning Source LLC
Chambersburg PA
CBHW071158200326
41519CB00018B/5270